TRAITÉ

DES

EAUX MINÉRALES

DE VALS

Par M. CHABANNES,

Membre du Conseil d'Hygiène et de Salubrité de l'Ardèche, Membre
correspondant de la Société d'Hydrologie médicale de Paris,
de la Société de Médecine d'Alger, de la Société des
Sciences naturelles de l'Ardèche,

MÉDECIN INSPECTEUR DES EAUX DE VALS.

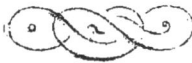

AUBENAS

IMPRIMERIE DE LÉOPOLD ESCUDIER

1865

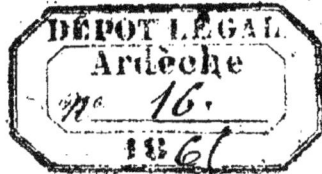

TRAITÉ

DES

EAUX MINÉRALES

DE VALS

Par M. CHABANNES,

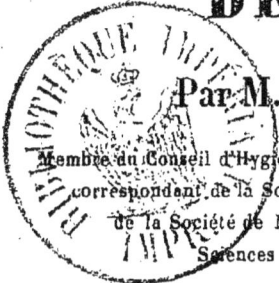

Membre du Conseil d'Hygiène et de Salubrité de l'Ardèche, Membre
correspondant de la Société d'Hydrologie médicale de Paris,
de la Société de Médecine d'Alger, de la Société des
Sciences naturelles de l'Ardèche,

MÉDECIN INSPECTEUR DES EAUX DE VALS.

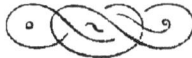

AUBENAS

IMPRIMERIE DE LÉOPOLD ESCUDIER

1865

PRÉFACE

Ce livre a été commencé sous les plus tristes préoccupations touchant l'avenir de Vals, je le termine au
milieu des plus grandes espérances : des tentatives d'a-
mélioration se montrent depuis peu ; timides aujour-
d'hui, espérons que demain elles auront pris un grand
essor. .

Les ressources thérapeutiques de la station de Vals
sont, en effet, de nature à forcer la main de quiconque
en tentera la première transformation. Ses eaux ne
peuvent être que ce qu'elles sont encore : appréciées de
tous, mais visitées par un nombre de malades limité,
relativement à leur importance ; ou occuper le premier
rang par la confiance publique qu'elles méritent. Pour
elles, il ne saurait exister de point intermédiaire.

J'ai consigné dans ce volume ce que, depuis neuf
ans, j'ai écrit dans des publications périodiques, des
brochures et surtout dans mes communications à l'Académie impériale de médecine et à la Société d'hydrologie médicale de Paris.

La sanction des corps savants m'a toujours été chère;

aussi, m'est-il doux aujourd'hui de n'avoir pas à porter seul le poids de ce livre; des trois parties dont il se compose, deux ont été récompensées par l'Académie (mention honorable 1860, médaille de bronze 1861, médaille d'argent 1862) une des trois parties, la *Clinique* est actuellement soumise à son appréciation.

On remarquera peut-être que je rappelle les dates de mes travaux avec un certain soin; elles sont autant de titres dont je suis fier de m'assurer la propriété.

L'Académie, en me décernant sa plus haute distinction honorifique, me fesait un devoir de livrer au public le résultat de mes études; c'est à son impulsion que j'obéis et je remplis ainsi un double devoir : être utile à la station dont l'inspection m'est confiée, et aux malades qui viennent y chercher ou soulagement ou guérison.

Comme je le fais remarquer en plusieurs passages, de nouvelles fontaines minérales viennent d'enrichir notre station. Des forages continus augmentent encore, à l'instant où j'écris, cette richesse importante. Leur histoire n'est pas longue, il est vrai; dues à un genre de recherches inusitées à Vals, celles dont le nom figure ici ont déjà fait leurs preuves. Elles se recommandent à notre confiance par le même titre que leurs aînées. Leur nombre, leur débit, leur captage irréprochable, en font l'élément le plus précieux et le plus considérable de la station de Vals.

Certains détails sur les sources anciennes pourront paraître oiseux ; qu'on me les pardonne ; le plaisir qu'on éprouve à lire dans les premiers auteurs qui se sont occupés des eaux de Vals, les détails qui les intéressent, me permet de penser que mes lecteurs à naître me sauront gré, à leur tour, d'avoir été le continuateur de ceux-ci.

Il faut se hâter : grâce à l'activité qui gagne notre station, les descriptions que je donne commencent à n'être plus exactes. Ainsi, la source Dominique ne sourd déjà plus où elle sourdait, il y a un an. Son nouveau propriétaire a su lui donner un captage meilleur et en augmenter le débit.

Cette source à composition et à effets si extraordinaires, j'en réclame la paternité. C'est elle qui a le plus occupé mes méditations.

Je sais qu'en médecine pratique, en industrie, comme dans les choses du monde intellectuel, il est prudent de se tenir en garde contre les découvertes et contre leurs auteurs.

C'est, en effet, une nécessité de notre esprit de finir par s'aveugler aux parcelles de lumière qu'il détache péniblement du sujet, l'objet constant de son étude ; c'est presque une nécessité, que son coup d'œil investigateur, après qu'il a arraché à la nature intime de la chose étudiée, quelques-uns de ces secrets qui constituent une découverte ; finisse par être obscurci au point de voir et de montrer à autrui plus qu'il n'a vu en réa-alité et parfois même, ce qu'il ne vit jamais.

Ces considérations ont été toujours présentes à mon esprit depuis que je me livre à l'étude de cette source intéressante, mais déjà, les consciencieux observateurs dont je cite les témoignages ayant sanctionné mes expériences, la certitude des faits que j'énonce est complète.

Quand je fus appelé à l'honneur de remplir à Vals, les fonctions de médecin inspecteur, les eaux de cette source bienfaisante s'écoulaient délaissées de tous, délaissées au point qu'un savant de mes prédécesseurs, interrogé par moi sur les applications qu'il en fesait, me répondit qu'il l'administrait quand les autres sources ne réussissaient pas.

Pendant de longues années, la Dominique resta ainsi sans emploi. Mal captée, administrée sans indications arrêtées, elle était tombée dans l'oubli le plus complet de la part des malades et des médecins.

Cependant, toutes les analyses anciennes lui assignaient pour composition chimique du *vitriol de mars*; c'était un fait acquis dont on aurait pu faire profiter la thérapeutique. Les ouvrages sur la matière fesaient connaître quelques-unes de ses indications, mais ces données étaient devenues lettre morte.

La date de l'analyse que je sollicitai auprès de son E. M. le Ministre de l'agriculture, du commerce et des

travaux publics, analyse que l'Académie confia à M. O.
Henry en 1858, marque, en réalité, la naissance de la
source Dominique. Dès cette époque, l'expérimentation
entra dans une voie plus sûre et plus rationnelle. Deux
ans après, Mars 1862, je publiais les ÉTUDES SUR
LA SOURCE DOMINIQUE. Ce travail était terminé
par la relation des premières applications qui marquè-
rent l'entrée de la Dominique *concentrée* dans la thérapeutique. Encore quelques temps et ce médicament
figurera certainement dans nos codex. Eau naturelle,
eau concentrée de la Dominique sont passées dans la
consommation usuelle. Je vois avec orgueil leur emploi s'étendre de jour en jour, et donner ainsi une
sorte d'affirmation à mes premières ÉTUDES.

J'ai cherché, à tort peut-être, dans maints passages
de ce livre, des explications aux faits dont j'étais le
témoin. Ces vues théoriques peuvent reposer l'esprit
quelques temps, mais je n'oublie pas que s'y attacher
trop vivement, c'est se condamner à un état stationnaire ennemi du progrès. Je ne les donne donc que
pour ce qu'elle valent et suis tout préparé à les sacrifier
sur l'autel de la première vérité à laquelle elles seraient
contraires.

Les eaux de Vals n'avaient jamais été étudiées au
point de vue où je me suis placé; cette considération
doit me valoir l'indulgence du lecteur.

Qu'il soit médecin ou non, je lui présente les renseignements qu'il pourra puiser ici comme l'expression de mon expérience de près de dix années. Ceque j'ai consigné dans ces pages, je l'ai recueilli au bord de nos sources minérales. Ma plume n'a fait que traduire et exposer fidèlement le résultat de mes observations

TRAITÉ

DES

EAUX MINÉRALES DE VALS

CHAPITRE I.

Origine des eaux de Vals. — Historique.

« Il est temps de rétablir les droits de nos
« eaux minérales à la confiance publique;
« c'est rendre un service au pays et à l'huma-
« nité que de rappeler les titres qui rendent,
« de toutes manières, ces eaux recomman-
« dables. ».

Ces paroles du professeur Anglada s'appli-
quent de tous points à l'établissement de
Vals, ou plutôt aux eaux de Vals considérées
sous le rapport de leurs nombreuses variétés.

S'il est permis, en effet, de s'applaudir de
la clientèle soutenue qui fréquente Vals, depuis longues années, des regrets légitimes
accompagnent, au contraire, le spectacle na-

1

vrant de l'état de délaissement dans lequel se trouvent depuis si longtemps des sources aussi précieuses (1).

Ce que Vals fut au début du XVIIe siècle, il l'est encore aujourd'hui. Aujourd'hui, comme il y a cent ans, Vals n'est, à proprement parler, que la maison de santé de quelques médecins des départements voisins qui ont une connaissance juste de la valeur de ses eaux.

---

(1) Il y aurait injustice à méconnaître les sacrifices que, depuis ces dernières années, chaque habitant du bourg de Vals s'impose pour loger convenablement les étrangers. Les hôtels se sont agrandis et restaurés, les abords et l'intérieur de Vals considérablement embellis.

Enfin, M. Firmin Galimard dont le nom est désormais attaché à l'établissement de Vals, après des recherches coûteuses et persévérantes, vient d'enrichir son pays d'abondantes fontaines minérales qui, par leurs qualités, ne le cèdent en rien aux anciennes ; des forages habilement conduits ont amené, en effet, à la surface du sol, plus de dix fois plus d'eau qu'il n'en existait autrefois. C'est un véritable bienfait pour la station de Vals qui pourrait suffire aujourd'hui aux besoins d'une clientèle de premier ordre.

Cette constance de la part des médecins à
diriger toujours sur la même station leurs
clients malades est certainement un titre de
gloire pour Vals ; une réputation qui s'est
léguée ainsi de père en fils, depuis des siècles,
prouve l'excellence du remède que l'on y
trouve, mais elle ne fait point l'éloge du génie
industriel ou philanthropique de nos conci-
toyens.

Victimes de l'apathie que nous constatons,
monument encore debout de la puissance de
la tradition, les eaux minérales de Vals présentent à ce double point de vue, de grandes
leçons à l'observateur impartial.

Fameuses autrefois, alors que tous les établissements thermaux étaient dans l'enfance,
fréquentées par de hauts personnages qui ne
reculaient point devant des difficultés de déplacement, aujourd'hui d'apparence insurmontable, les eaux de Vals étaient courues
par un nombre chaque année plus considérable de *buveurs*. (Jusqu'en 1845, le mot
buveur a servi dans le pays à désigner exclusivement les personnes qui viennent se traiter

à Vals ; il y a quinze ans seulement que l'on y prend des bains.) Leur réputation s'étendait dans tout le royaume, témoin ce passage de Mme de Sévigné : « L'un va à Vals parce qu'il « est à Paris, l'autre à Forges parce qu'il est « à Vals ; tant il est vrai que, jusqu'à ces « pauvres fontaines, nul n'est prophète dans « son pays. »

Quand on se reporte aux temps de Louis XIII et de Louis XIV et que l'on voit dans l'histoire de ce siècle, le piteux état dans lequel étaient les routes du Vivarais, on demeure convaincu qu'un pèlerinage aussi long que celui de Paris à Vals, ne devait être entrepris que pour des motifs bien pressants. Notre pays ne possède, en effet, de route que depuis la fin de l'autre siècle. Aussi était-on obligé de se faire porter du Rhône à Vals en litière; or, il n'y a pas moins de cinquante à soixante kilomètres entre ces deux points.

Un passage de la grande encyclopédie du XVIIe siècle établit encore qu'il était d'usage chez les Parisiens d'aller boire les eaux de Vals et de les faire transporter à Paris.

Installation primitive des eaux, accès difficile, tout porte à penser que la mode n'a jamais été d'un grand poids dans cette affluence
dont Vals fut témoin dès la découverte de ses
eaux.

C'est vers 1600 (1) que remonte leur premier usage : déjà, en 1610, leur vertu lithon-
triptique est chantée par un malade reconnaissant : Claude Expilly, président au Parlement de Grenoble, ayant subi l'opération
de la taille deux ans auparavant, et sa pierre
se reformant, fut envoyé à Vals par les médecins du Dauphiné. Deux cures faites consé-
cutivement en 1609 et 1610, le guérirent
et lui conservèrent la vie pour trente-cinq
ans encore. Nous avons de lui plusieurs pièces
de poésie sur Vals et une sorte de résumé
des propriétés curatives des eaux. Il y a quelques années que j'ai fait recueillir et imprimer séparément la partie de ses œuvres qui

---

(1) Jacques Reinet, apothicaire, d'Aubenas, porte
la découverte des eaux minérales à l'année 1601 et
l'attribue à Anth. Viancs et Pierre Brun.

a trait à Vals. Pour donner à sa notice un
certain caractère d'authenticité, il la fit enregistrer par ordre du conseil réuni à cet
effet. Expilly nous apprend que les logements
de Vals étaient pleins, *tout partout,* dit-il.

Bientôt, de consciencieux observateurs témoins des effets surprenants obtenus à Vals,
les notent avec soin et ne tardent pas à écrire
sur les divers modes d'application thérapeutique des eaux. Ce n'est pas sans étonnement
qu'en parcourant aujourd'hui leurs écrits,
on y trouve ce que nos observateurs les plus
expérimentés en hydrologie médicale publient
comme résultat de leurs propres recherches.

Ces publications durent naturellement attirer l'attention du public médical et des malades vers ces lieux témoins de tant de guérisons. De là sans doute, la vogue qu'eurent
nos eaux dès le principe, vogue qui ne leur
était presque pas disputée; car, à cette heure,
Vichy n'avait pas encore embouché les cent
mille trompettes de la renommée; il était
alors aussi nu, aussi délaissé que Vals; et
les protections princières ne l'avaient point

orné encore de toutes ces merveilles qui en
ont fait un rendez-vous auguste et universel.

Emblèmes de la versatilité des choses hu-
maines ! Ces lieux autrefois égaux, on n'ose
associer leurs noms. Les millions ont orné
de tout ce que l'art a de plus fastueux les
Nymphes de Vichy, tandis que l'écuelle de
fer qui remplit les verres de nos baigneurs
est encore l'écuelle qui versait à boire aux
contemporains de Mme de Sévigné.

Le premier médecin qui écrivit sérieuse-
ment sur les eaux de Vals, fut Antoine Fabre. Dans son traité de 1657 sur les eaux minérales du Vivarais, entrepris et publié à l'in-
stigation des Etats du Languedoc, il appelle
les eaux de Vals : *Remède très universel.* Cet
ouvrage est écrit sous l'inspiration d'un ly-
risme que justifiait, sans doute, la conviction
profonde de l'auteur sur l'excellence de ces
eaux. On peut en juger par l'énoncé de quelques têtes de chapitres.

« **Eaux excellentes** contre la maladie de l'estomac.
      —   contre la douleur colique.
      —   contre le flux de ventre.

« **Eaux excellentes** contre les vers.

« **Souveraines** contre les obstructions du mésentère.

« **Excellentes** au grand flux des hémorrhoïdes.

« **Merveilleuses** contre le dérèglement des purga-
tions menstruelles des femmes.

— contre les intempéries et les imbé-
cillités du foie et contre la jaunisse.

« **Incomparables** contre les obstructions de la rate.

« **Merveilleuses** contre la mélancolie hypocondriaque.

« **Excellentes** contre les atrophies et les cachexies.

« **Souveraines** contre la gravelle et le calcul.

Dans une autre section, il traite des maladies auxquelles les eaux de Vals sont contraires, telles que le mal de poitrine, la fièvre
continue, etc.

Evidemment, ces diverses propositions,
malgré leur originalité d'exposition, sont
encore vraies de nos jours ; et les auteurs
modernes, tout en apportant plus de rigueur
dans la détermination des cas qui réclament
un traitement par les eaux bicarbonatées sodiques, ne les contredisent pas.

On doit adresser à Fabre un grave reproche : dans maints passages de son livre, il

s'oublie et il oublie le lecteur au point d'établir des assertions évidemment mensongères.

Serrier Trophime, célèbre médecin d'Arles, a publié en 1673 deux ouvrages, résultat d'une longue pratique ; il parle souvent des eaux de Vals.

L'un est intitulé : *Observationes medicæ*.

Le second : *Hydatologia* (1).

Il semblerait qu'à cette époque, la vogue était des plus grandes chez nous, et que les grands de la Cour n'allaient à Vichy que secondairement.

Serrier nous parait, dans maints passages, avoir entière connaissance des indications thérapeutiques des eaux bicarbonatées sodiques.

A l'article *calculs*, par exemple, on trouve cette phrase : « Præscribuntur equidem peri-
« tis medicis, præter commemorata præsi-
« dia, crebro in hâc provinciâ (Provence),

_____

(1) Ces deux ouvrages font partie de la bibliothèque de la faculté de médecine de Montpellier. C'est de là que j'ai tiré ces divers passages.

« *aquæ vallenses*, quibus non frangitur equi-
« dem calculus, sed vi sua abstersiva eluitur
« à parietibus renum. »

Voilà un témoignage ancien à opposer aux
modernes partisans de la dissolution des pier-
res dans les organes par le contact des eaux
alcalines.

A l'article : Aménorrhée. « Indesinenti
« menstruorum fluxu.... si à vitioso eluvio
« ex usu, si ab incendio præcordiorum, semi
« cupia, *aquæ* vallenses. » Il s'agirait ici de
bains de siége.

Nous aurons l'occasion de revenir sur ces
citations, mais nous voulons en donner une
dernière qui prouve une fois de plus combien
l'expérimentation des eaux de Vals avait été
sagement faite et était avancée.

A l'article : Tumeurs de la rate. « Numquid
« enim multoties est observatum hypochondria
« prædura mollia evasisse aqua imprægnata
« spiritu resolutivo chalybis, aut usu *aqua-*
« *rum mineralium vallensium*, quæ non ca-
« liditate et humiditate hos tumores superant,
« sed vi insiti salis et spiritûs qui insitum

« cum materiâ crassà in hypochondriis resolvit
« planè, planèque discutit. »

Déjà en 1639 avaient paru les *observations
sur les fontaines minérales de Vals distillées
par Jacques Reinet, apothicaire, d'Aubenas.*

Elles sont dédiées à puissante dame Marie
de Montlaur, baronne d'Aubenas, dame de
Vals, etc., veuve de messire Jean-Baptiste
d'Ornano, maréchal de France.

Reinet nous apprend que la maréchale le
chargea, par l'entremise du sieur Simon, son
médecin, de procéder à l'analyse de ses eaux.
Cet opuscule, devenu très rare, porte les ap-
probations signées Ranchin et Cortaud, le
premier, professeur et chancelier en l'uni-
versité de Montpellier, le second, doyen à la
même faculté.

Les élucubrations de Reinet sont peu importantes ; elles ne peuvent intéresser qu'au
point de vue de l'histoire de nos eaux. Il
signale, dans son énumération des sources,
la Marquise, Marie, Saint-Jean, Dominique.

Il paraîtrait que le docteur Simon, médecin

de Vals, fut un des premiers à surveiller sur les lieux l'administration des eaux.

Le patronage élevé du livre de Reinet nous explique pourquoi, dès le début, les grands de la Cour vinrent boire les eaux de Vals ou en firent usage à Paris : la maison des Mont-laur et des d'Ornano dont elles étaient la pro-priété, dut les mettre promptement en évi-dence (1).

Cet emploi usuel des eaux de Vals à Paris

---

(1) Il y a peut-être un intérêt local à mettre sous les yeux du lecteur les essais adulateurs de *l'apothicaire Reinet*. En voici de sa façon :

Puisque Marie est mon objet,
Que d'un rocher sort mon sujet,
Qu'un mont ou lor reluit m'asseure,
Je vous dépite, médisans,
De confondre mon écriture
Quand vous y songeriez dix ans,

Et cet autre :

Pouvoir reculer le trépas
Et nous soulager dans nos peines,
Sont les rares effets de l'eau de nos fontaines,
Que dans le meilleur vin on ne trouverait pas.

ressort manifestement des documents de l'é-
poque.

En 1675, Duclos, membre de l'Académie
des sciences, est chargé de faire l'analyse des
principales eaux minérales de France. Il
donne à la source Dominique du *vitriol mar-
tial*. — La Marquise laisse par l'évaporation
un *sel nitreux*, *blanc* et très *lixivial*. —
La Marie, le même résidu que la Marquise,
en bien moindre quantité.

En 1768, Lamartinière, dans son diction-
naire historique, cite un passage de Pigagnol
emprunté à sa description de la France, t. 4.
Il parle des analyses et des propriétés de la
Marie, Marquise, Saint-Jean, Camuse et
Dominique.

En 1774, Raulin Vincent, dans son traité
analytique, leur consacre un chapitre.

En 1778, Aichard de la Prade, dans son
analyse et vertus des eaux *minérales* du *Fo-
rez* et de quelques autres sources, donne une
analyse de la Marquise.

En 1779, Boniface donne aussi l'analyse
des fontaines.

En 1781, Madier du Bourg-Saint-Andéol, écrit un mémoire sur toutes les fontaines de Vals. Les indications et contre-indications y sont énumérées assez longuement.

En 1784, M. Arnaud, *M^e chirurgien gradué dudit Vals*, publia un petit traité qui contient en abrégé la situation des eaux minérales, le détail des maladies où l'on peut en faire usage utilement, la méthode fondée sur l'expérience pour prendre les eaux avec succès ; *le tout*, dit-il, *avec cette franchise et cette naïveté qui caractérisent un homme ennemi du mensonge.* (TEXTUEL.)

Comme Reinet, comme Madier, M. Arnaud s'élève fortement contre l'habitude de prendre de fortes doses d'eau minérale : il laisse cependant une assez grande latitude aux malades, puisqu'il permet aux gens robustes la quantité de trois pintes, qui sont le poids de sept livres, huit onces, soit trois mille huit cent quarante grammes, près de quatre litres.

M. Arnaud habitait Vals depuis 1767, lorsqu'il publia son petit traité. Les observations qu'il donne sont précieuses, et prou-

vent une fois de plus que, depuis leur découverte jusqu'à nos jours, les eaux de Vals ne
se sont pas démenties dans leurs effets.

Il est intéressant de voir d'où venait la
clientèle de Vals, celle du moins qui s'adres-
sait à M. Arnaud, car déjà à cette époque,
Vals était pourvu d'un intendant ou inspecteur.

Sur les onze observations qu'il présente :

Une de Montpellier (Hérault). Fièvre quarte
guérie par la Dominique.

Une de l'Ile-de-France. Guérison d'un flux
hépatique.

Trois Ardéchois. Ver solitaire. Toux extraordinaire. Vomissements incoercibles.

Une de Mâcon (Saône-et-Loire). Colique
néphrétique.

Deux de Nîmes (Gard). Jaunisse. Colique
néphrétique.

Un Suisse. Affection hypocondriaque.

Un Irlandais, major au régiment de Ber-
wich. Hépatite.

Un de Bolène (Vaucluse). Entéralgie.

Ces individus, venus de tous les points de

l'univers, montrent suffisamment que les eaux de Vals étaient convenablement connues à cette époque. Les ouvrages publiés dans cet intervalle ne laissent aucun doute à cet égard. Lieutaud, médecin, fort répandu à Paris vers le milieu du XVIIIe siècle, cite les eaux de Vals à chaque page dans son *Précis de médecine pratique.*

Au commencement de ce siècle, en 1810, Buisson Lagrange consacre aussi un assez long chapitre à nos eaux.

Alibert, Patissier, Durand Fardel, leur donnent en passant, l'éloge mérité. Nous nous réservons cependant de relever dans une autre page, quelques inexactitudes qui, transmises ou copiées de plume à plume, finissent par devenir monnaie courante et porter aux eaux un tort d'autant plus fâcheux qu'il est dû à la simple négligence d'auteurs recommandables.

En 1825, l'inspecteur des eaux, M. Tailhand écrit un mémoire sur les eaux minérales acidules de Vals. La description des lieux voisins occupe une place importante dans cet écrit où l'auteur néglige complètement l'action thérapeutique des eaux.

Quelques observations importantes dues à mon ami et honorable prédécesseur, le doc-teur Ruelle, se trouvent consignées dans la notice de Dupasquier, de Lyon, sur la source Chloé, alors récemment découverte. Ces obser-vations ont surtout pour but de déterminer l'action thérapeutique de la Chloé.

En 1845, Alph. Dupasquier, professeur de chimie à l'école de médecine de Lyon, publie une notice sur la Chloé qu'il vint analyser sur place ; cette notice est le premier travail vraiment sérieux, exécuté sur la composition chimique des eaux de Vals. C'est à son in-stigation que Vals doit de posséder des bains *en tout semblables à ceux de Vichy,* selon son expression. Nous aurons à revenir sur ce travail.

Ce que nous pourrions ajouter entrerait dans l'histoire contemporaine et locale, sujet que nous ne voulons pas aborder.

Ajoutez à cette nomenclature de noms pro-pres, les noms des savants académiciens qui

2

ont bien voulu, dans plusieurs circonstances, fournir des rapports sur l'analyse des eaux, et vous aurez le dénombrement complet des documents historiques qui concernent Vals.

Que renferment ces documents? On est forcé de se l'avouer, depuis 1760 jusqu'à nos jours; qu'ont inspiré de neuf les diverses études auxquelles les eaux de Vals ont été soumises? peu de chose, si l'on dépouille avec soin les publications faites.

Le travail d'observation nécessaire pour faire progresser l'objet de telles études, a toujours fait défaut. Ce travail, auquel ont concouru tant de brillantes intelligences à Vichy, en est encore à ses débuts chez nous. Plusieurs, depuis plus de deux cents ans jusqu'à nos jours, ont battu le sujet, toujours avec un zèle louable, zèle résultant d'une conviction profonde, déterminée elle-même par le spectacle surprenant de guérisons variées et nombreuses; mais ces écrits, ce zèle, ont manqué constamment de l'esprit d'observation qui est indispensable en pareille matière. Emettre des assertions même justes est bien; mais les émettre et les prouver, vaut cent fois mieux.

Je ne dois pas omettre un autre élément de prospérité qui n'a point fait défaut à Vals. Je veux parler des médecins inspecteurs Èmbry, Tailhand, Chauvin, Ruelle qui ont laissé dans notre pays et dans le souvenir de leurs clients une double réputation d'honorabilité et de savoir incontestés.

CHAPITRE II.

Topographie.

Le bourg de Vals a eu, comme beaucoup d'autres localités du Vivarais, le malheur d'avoir pour parrain et plus tard pour protecteur un château dont on voit encore des restes informes.

C'est à l'ombre des remparts seigneuriaux que furent édifiées les premières constructions de Vals, et c'est à cette origine exclusivement féodale que l'on doit de voir, au-

jourd'hui, une agglomération considérable
d'habitations bâties sur l'emplacement le
plus impropre de la contrée.

Adossées sur le versant oriental d'une col-
line à pic que couronne le vieux château,
les maisons entassées se sont disputé l'espace.
Alignées du nord au sud, leur pied baigne
dans la Volane dont elles supportent la constante humidité, laquelle entretient à son tour,
un courant d'air probablement salutaire.

Une rue, une seule rue naguère encore
étroite et tortueuse vient de s'élargir pour livrer
passage aux conduites qui amènent à Aubenas les eaux publiques. Aujourd'hui du moins,
les constructions modernes édifiées sur deux
rangs parallèles jouissent d'un espace convenable, et les rayons solaires peuvent s'é-
panouir sur ces seuils tout à l'heure humides,
et y vivifier les habitants.

Il n'entre pas dans notre sujet d'étudier les
conditions sanitaires des habitants de Vals. Il
est probable cependant que leur constitution
générale se ressentait des fâcheuses influences au sein desquelles ils étaient obligés de

respirer. Les démolitions en masse qui viennent d'être exécutées sont donc un double bienfait dans l'intérêt des habitants et de la circulation publique. Mentionnons que cette rénovation a fait du bourg de Vals un séjour agréable.

Mais là n'est point le Vals qui doit nous occuper; à quelques mètres plus bas tout change d'aspect, la vallée s'élargit, et un riant paysage s'étale à la vue.

C'est à cinq cents mètres environ en aval du bourg de Vals que sont les *bonnes fontaines*. Ici, tout est disposé pour le plaisir des yeux et la commodité du séjour : paysage varié, exposition à l'abri des vents du nord, accès facile, la nature a vraiment réuni sous la main tous les matériaux propres à faire presque sans frais, ce que l'on est convenu d'appeler aujourd'hui un établissement modèle : que manque-t-il ?.... accidents de terrains pittoresques, sol où poussent à l'envi et la vigne et le mûrier, surtout le châtaignier, notre arbre à pain, le véritable ami de nos ingrates populations, qui déverse dans nos fermes un fruit toujours abondant et qui ne demande, en retour de ses bienfaits, que de lui laisser sa place au soleil.

La zône de Vals est intermédiaire aux produits du Nord et du Midi. Nous sommes dominés par de hautes montagnes dont le sommet se termine en un plateau considérable, au milieu duquel s'élève le Mézenc et le Gerbier-des-Joncs. Ces lieux distants seulement de quinze à vingt kilomètres, présentent à l'observateur un spectacle complètement différent de celui qu'il vient de quitter. Les bois, les forêts de pin, de sapin, de hêtre, habitent seuls cette contrée septentrionale. Plus de vignes, plus de mûriers, le châtaignier lui-même ne pousse pas sous ce climat glacé. Les neiges y ont un domicile de neuf mois par an.

Cette disposition naturelle du sol est pleine de ressources inattendues pour le naturaliste. Des milieux si différents présentent, en effet, une flore et une faune excessivement variées.

C'est donc à la base de ces montagnes coupées en tous sens par des volcans éteints et des torrents impétueux, que se trouve le petit établissement de Vals. C'est là que la nature a disposé dans un périmètre fort restreint, une collection de fontaines minérales dont on chercherait en vain l'équivalent sur un autre point connu du globe.

Les sources principales, ainsi que l'établissement des bains, se trouvent dans une gracieuse vallée ouverte au sud-ouest et totalement à l'abri des vents du nord.

Le terrain y est formé par un gneiss ou granit schisteux ancien qui, tantôt se laisse traverser par une bande quartzeuse et feldspathique très irrégulière et offrant l'aspect d'un poudingue, et qui tantôt, au contraire, la recouvre par une épaisseur très variable. Quoiqu'il en soit, les sources minérales m'ont toutes paru sortir de ce terrain feld-spathique.

Sur plusieurs points, cette roche quartzeuse est à découvert, on la voit recouverte d'efflorescences salines à saveur alcaline prononcée, et présentant de nombreuses concrétions de calcédoine, elle laisse échapper de sa surface une infinité de bulles d'acide carbonique.

Sur certains points, on peut constater l'existence d'échappements de ce gaz, véritables cheminées par où se dégazéifient les eaux souterraines. Ce dégagement spontané pourrait même induire en erreur ceux qui forent des trous pour amener des sources minérales à la surface du sol, on voit, en effet, souvent des bouillonnements considérables, s'opérer dans une masse liquide, sans que pour cela il y ait une fontaine d'un débit sensible. Dans ce cas là, on est sur le chemin d'une source d'acide carbonique, mais les eaux d'où il s'échappe, peuvent être fort loin encore (1).

Dans ces derniers temps, M. Galimard s'est livré à des travaux de sondage et de recherches que l'on ne saurait trop louer. A l'aide de trous forés à vingt, trente, cinquante mètres de profondeur, il a réussi à donner à l'établissement de Vals plus de dix fois plus d'eau minérale qu'il n'en possédait autrefois.

---

(1) Il serait très facile de donner à ces échappements gazeux une destination thérapeutique.

Nous aurons à revenir sur ces sources.

Il existe un point où cette roche feld-spathique présente des propriétés particulières. Elle prend un aspect plus rougeâtre, plus pyriteux, plus foncé en couleur. Elle est plus concrète, plus arsénicale. C'est en ce même point que sort la source Dominique, source que nous croyons appelée à réunir autour d'elle seule, autant de malades que les autres ensemble.

Le climat de Vals appartient aux climats tempérés; sa position retranchée à la base des hautes montagnes du Mézenc et du Gerbier-des-Joncs, au milieu d'une foule de pics inférieurs ravinés par des torrents sans nombre, en font une station habitable en toute saison. L'horizon est ouvert au Midi seulement, l'on n'y connaît pas de vent régnant.

En été, la Volane et l'ombrage touffu des châtaigniers entretiennent une agréable fraîcheur.

En 1860, du 2 juillet au 10 septembre, soit soixante-dix jours, j'ai noté la pluie dix fois.

En 1863, du 23 mai au 10 septembre, pluie notée dix fois.

En 1864, du 1er juin au 3 octobre, en quatre-vingt-douze jours, pluie notée douze fois. Le mois de septembre n'a que quatre jours de pluie.

C'est, sans contredit, le mois de l'année le plus beau à Vals, le plus commode aux baigneurs; ce qui ne veut point dire que ces derniers sachent en profiter.

Imitant beaucoup trop en cela, la gent de Panurge, ils viennent s'encombrer dans une saison bien moins propice, pendant les fortes chaleurs de juillet. On commence à venir à Vals fin mai. C'est là une saison généralement fort agréable et fort commode, mais la foule qui accourt en juillet ferait bien mieux de renvoyer à la dernière quinzaine d'août ou à la première de septembre.

Par le mot pluie, il ne faut pas entendre humidité permanente.

Dans cette saison de l'année, la pluie, c'est l'orage, orage de quelques minutes ou de quelques heures le plus souvent; ciel couvert, précédé de cet état atmosphérique accablant qui le fait appeler *temps malade*. Le tonnerre gronde et cet orage, cette nature en fureur, ne tarde pas à faire place à un soleil brillant. Le séjour de Vals est considérablement amélioré par la chûte de cette pluie intermittente.

Une averse d'une heure, d'une demi-heure seulement, suffit pour rafraîchir l'atmosphère pendant plusieurs jours. Notons que souvent encore, on jouit ici du bénéfice de la fraîcheur apportée par les averses qui éclatent sur les sommets environnants.

Si le climat de Vals se rapproche du climat du Midi par ses productions, sa position dans le voisinage de masses rocheuses de plus de mille mètres d'élévation au-dessus de lui, le rapprochent du climat des pays plus froids. Cette double influence a gratifié Vals d'une température douce et uniforme.

On pourra se faire une idée plus juste du climat de Vals en considérant l'élévation des montagnes voisines qui l'entourent. Ainsi, sans parler du plateau élevé où règne le Mézenc, à plus de 1,774 mètres au-dessus du niveau de la mer, et le Gerbier-des-Joncs à 1,562 mètres, et seulement en prenant un rayon de cinq à dix kilomètres, on trouve (1) :

1° Elévation, au-dessus du niveau de la mer, du cratère d'Aizac . . . mètres. 708 10

2° Sur le point culminant de l'arête du cratère au sud-est . . . . . . 810 »

3° Volcan de Montpezat sur le sommet du cratère, point culminant à l'est. . . . . 832 »

4° Volcan de Thueyts sur le sommet du cône d'éruption, point culminant à l'est . . . . 602 »

5° Croix-de-Millet, point culminant de la route entre Jaujac et Largentière. 778 40

6° Jaujac, seuil de la porte de l'église 413 30

7° Volcan de Jaujac sur le sommet du cône d'éruption, point culminant à l'est 577 80

_____

(1) Je dois ces chiffres à l'obligeance de mon savant ami, M. Emilien Dumas, de Sommières.

8° Col de l'Escrinet. . . . mètres. 802 30

9° Antraigues, seuil de la porte d'entrée de la maison Chabannes . . 461 20

10° Aubenas, sur la place de l'Airette 305 05

11° Vals . . . . 240 »

Ces chiffres nous représentent Vals entouré
de partout, excepté du côté du Midi, par des
montagnes formant barrière à tous les vents,
et lui maintenant cette douceur de climat que
nous avons constatée.

CHAPITRE III.

Enumération des sources minérales.

En considérant les propriétés chimiques
et thérapeutiques des eaux de Vals dans leur
ensemble, on est amené naturellement à les
ranger en trois groupes distincts, dont chacun pris séparément, suffirait et suffit, dans
d'autres stations thermales renommées, à répondre aux indications d'un grand nombre de

maladies. Nous reviendrons souvent sur cette disposition des eaux de Vals qui fait de notre station, une station tout-à-fait à part, résumant en une seule, trois stations différentes. C'est dans cette étonnante disposition naturelle que se trouvent les ressources exceptionnelles de Vals.

Frappé d'un état de choses si avantageux pour les malades, voici comment je m'exprimais, dès 1858, dans un rapport adressé à l'académie impériale de médecine :

« En présentant à l'académie un travail sur « les eaux minérales de Vals, mon but consiste « uniquement à appeler son attention sur la « collection curieuse que forment les sources « de cette station prises dans leur ensemble, « l'alcalisation graduée qu'elles présentent, « et la facilité de traitement qui résulte d'un « tel état de choses.

« Les eaux de Vals, en effet, ne sont point « identiques entre elles; quoique groupées « dans un périmètre fort restreint, les diffé- « rences de composition qu'elles présentent, « sont fort grandes. Ces différences donnent

« la clé des résultats thérapeutiques surpre-
« nants, observés sur l'universalité des ma-
« lades qui s'y rendent.

« Nul doute qu'une guérison ne soit rendue
« facile et prompte par la multiplic té des
« formes, et la diversité des doses de médi-
« cament que le praticien peut mettre à la
« disposition du malade.

« Dans les affections chroniques, et chacun
« sait que c'est cette classe de maladies qui
« se rend péridioquement aux stations d'eaux
« minérales, ce qui retarde le plus souvent
« l'heure de la guérison, ce qui entrave le
« plus les efforts du médecin, ce n'est point
« tant la connaissance du médicament à em-
« ployer que la forme sous laquelle il sera
« administré, la dose qui conviendra le mieux.
« Pendant les essais, les tâtonnements indis-
« pensables dans ces sortes de traitement,
« que de fois la patience du médecin et du
« malade poussées à bout, la confiance dé-
« truite, viennent faire place au plus triste
« découragement et à une inaction infruc-
« tueuse ?

« L'embarras du médecin près les eaux
« minérales doit être bien grand, lorsque,
« chaque jour, il se voit abordé par la même
« cohorte de malades venant se plaindre à
« lui que les eaux ne *passent point*; lorsque
« chaque source a été vainement essayée,
« lorsque surtout les doses ont été modifiées,
« les intervalles entre elles diminués ou agran-
« dis, que les quelques substances, avec les-
« quelles les eaux sont ordinairement cou-
« pées, ont été inutilement employées ; alors,
« il faut bien se résoudre à briser d'un mot
« l'espoir de cette guérison que le malade
« était venu chercher à grands frais, et dont
« il s'était bercé longtemps au milieu de ses
« souffrances.

« Lors donc qu'un traitement par des eaux
« bicarbonatées sodiques, par exemple, aura
« été résolu ; plus on aura de sources diffé-
« rentes, graduées en alcalisation, à mettre
« au service du malade, plus seront rares les
« tristes cas que nous venons de rappeler.

« Sans doute, il existe partout des diffé-
« rences entre les sources d'un même éta-

« blissement, mais ces différences sont le
« plus souvent tellement légères qu'elles ne
« sauraient donner la raison de ces spécia-
« lités affectées à telle ou telle eau dans les
« maladies de tel ou tel organe. Ces spécia-
« lités, désavouées ordinairement par les mé-
« decins, ne reposent sur rien de solide et
« ne se perpétuent que dans le complaisant
« cerveau des malades.

« Ainsi, les auteurs qui ont écrit sur les
« eaux de Vichy, et c'est ce bel établisse-
« ment que nous prendrons toujours pour
« terme de comparaison, à cause de l'ana-
« logie de ses eaux avec celles de Vals, ces
« auteurs, disons-nous, parlent peu des dif-
« férences des sources entre elles, comme
« favorisant le traitement qu'on y suit; à
« part les différences provenant de leur
« température, elles sont « *fort analogues*
« *entre elles, ne présentant que de légères*
« *différences dans la proportion de leurs*
« *principes minéralisateurs.* »

(DURAND=FARDEL.)

« Il n'en est point de même à Vals. Des

« sources nombreuses qui composent la sta-
« tion, nous allons montrer qu'aucune n'est
« exactement semblable, et que, pour certai-
« nes, la différence est immense. Ainsi sera
« détruite cette opinion trop exclusive qui est
« allée se propageant de livre en livre et de
« bouche en bouche, à savoir : *que les eaux*
« *de Vals sont les plus minéralisées de*
« *France, que leur trop forte minéralisation*
« *les rend impropres dans beaucoup de cas*
« *où les eaux alcalines sont indiquées.*

« L'inspection des analyses quantitatives
« de nos sources montrera qu'en effet, *nulle*
« *part il ne se trouve des eaux aussi chargées*
« *en bicarbonate de soude,* mais elle mon-
« trera encore *que tous les degrés de l'alca-*
« *lisation y sont conservés;* que la station
« de *Vals résume en elle, dans un péri-*
« *mètre très réduit, les trois grandes di-*
« *visions dont sont susceptibles les eaux*
« *bicarbonatées sodiques, qu'il y a enfin à*
« *Vals des eaux fortes, des eaux moyennes*
« *et des eaux faibles.*

« Nous avons à parler d'une autre source

« nullement alcaline, mais très ferrugineuse,
« arsenicale et acidulée, par l'acide sulfu-
« rique. La Dominique.... Par l'exposition
« qui va suivre, nous aurons prouvé que le
« traitement, par les eaux bicarbonatées so-
« diques, peut se faire à Vals d'une façon si
« graduée que, tous les cas y trouvent à sa-
« tisfaire leurs indications..... »

La conviction qui, dès 1858, me dictait
les lignes précédentes, s'est consolidée de
plus en plus par le spectacle plus prolongé,
et la constance des résultats thérapeutiques
observés. Bien plus, une source, la Dominique dont je ne citais le nom qu'en passant,
longtemps demeurée inusitée à cause de
l'ignorance dans laquelle mes prédécesseurs
étaient sur sa valeur, s'est révélée à mes
études, par une extraordinaire puissance
d'action reconstituante et fébrifuge. Elle a été
de ma part, l'objet d'un petit travail imprimé
en date du 30 mars 1862, et d'une commu-
nication écrite que l'académie a honorée
d'une médaille de bronze, dans sa séance
annuelle du 15 décembre 1863.

Pour rendre plus claire l'exposition nominale des sources qui va suivre, nous les rangeons ici en un tableau comprenant les trois groupes naturels sous lesquels, *on doit les considérer.*

Le *premier* groupe contient ce qu'on peut appeler les *eaux fortes*, ces eaux que Vichy et Vals possèdent seuls en France.

Le *deuxième*, ce que nous avons appelé les *eaux moyennes* et *faibles*. A ce groupe, correspondent les eaux de *Saint-Alban*, *Chateldon*, eaux gazeuses, eaux médicinales selon les besoins; la source Victorine tiendrait le milieu entre les eaux fortes et les eaux faibles pour la composition moyenne.

Le *troisième* enfin, est constitué par la source Dominique; groupe à part, groupe que rien, pas la plus petite analogie, n'unit aux deux premiers.

Afin que le lecteur puisse juger *de visu*, nous établissons en un tableau synoptique, les analyses de Vichy, à côté de celles de Vals.

MADELEINE.

L'analyse élémentaire a donné en un litre :

Silice	0.1640
Alumine	0.1973
Fer	traces.
Manganèse	traces.
Chaux	0.0333
Magnésie	0.0804
Potasse	0.0181
Soude	2.9798
Acide sulfurique	0.0488
— chlorhydrique	0.1118
— carbonique combiné	4.0148
TOTAL	7.5883
Acide carbonique libre	1.0902 en un litre 0.550

Ces divers éléments peuvent s'associer comme suit :

Sulfate de magnésie	0.0740
Chlorure de magnésium	0.1287
— de sodium	0.0230
Aluminate de potasse	0.0378
— de soude	0.2846
Silicate de soude	0.1750
Bicarbonate de chaux	0.0856
Bicarbonate de soude	6.7521
TOTAL	7.5608
Acide carbonique libre	1.0902 en un litre 0.550

Tableau *comprenant les quantités des divers composés salins, hypothétiquement attribués à un litre de chacune des eaux minérales du bassin de Vichy.*

Désignation des localités	VICHY						VICHY			VAISSE	MAUVE-RIVE	SAINT YORRE	ROUTE de CUSSET	CUSSET		
Dénomination des sources.	GRANDE-GRILLE	PUITS CHOMEL	PUITS CARRÉ	LUCAS	HÔPITAL	CÉLESTINS	NOUVELLE SOURCE DES CÉLESTINS	PUITS BROSSON	PUITS DE L'ENCLOS DES CÉLESTINS	PUITS DE VAISSE	PUITS D'HAUTERIVE	SOURCE DE SAINT-YORRE	PUITS DE MESDAMES	PUITS DE L'ABATTOIR	PUITS SAINTE MARIE	PUITS ÉLISABETH
Acide carbonique libre...	0.908	0.768	0.876	1.751	1.067	1.049	1.299	1.555	1.750	1.968	2.183	1.833	1.908	1.405	1.642	1.773
Bicarbonate de soude..........	4.883	5.091	4.893	5.004	5.029	5.103	4.101	4.857	4.910	3.537	4.687	4.881	4.016	5.130	4.733	4.837
Bicarbonate de potasse..........	0.352	0.371	0.378	0.282	0.440	0.315	0.231	0.292	0.527	0.222	0.189	0.233	0.180	0.274	0.262	0.253
Bicarbonate de magnésie..........	0.303	0.338	0.335	0.275	0.200	0.328	0.554	0.213	0.238	0.382	0.501	0.479	0.425	0.532	0.463	0.460
Bicarbonate de strontiane..........	0.303	0.003	0.003	0.005	0.005	0.005	0.005	0.005	0.005	0.005	0.003	0.005	0.005	0.005	0.003	0.003
Bicarbonate de chaux..........	0.434	0.427	0.421	0.545	0.570	0.462	0.699	0.614	0.710	0.601	0.432	0.514	0.604	0.725	0.692	0.707
Bicarbonate de protoxyde de fer......	0.004	0.004	0.004	0.004	0.004	0.004	0.044	0.004	0.028	0.004	0.017	0.010	0.026	0.040	0.053	0.022
Bicarbonate de protoxyde de manganèse..	traces.	traces.	traces.	traces.	traces.	traces.	traces.	traces.	traces.	traces.	traces.	traces.	traces.	traces.	traces.	traces.
Sulfate de soude........	0.291	0.291	0.291	0.291	0.291	0.291	0.314	0.314	0.314	0.243	0.291	0.271	0.250	0.291	0.340	0.340
Phosphate de soude.....	0.130	0.770	0.028	0.070	0.046	0.091	traces.	0.140	0.081	0.162	0.046	traces.	traces.	traces.	traces.	traces.
Arséniate de soude......	0.002	0.002	0.002	0.002	0.002	0.002	0.003	0.002	0.003	0.002	0.002	0.002	0.003	0.003	0.003	0.003
Borate de soude........	traces.	traces.	traces.	traces.	traces.	traces.	traces.	traces.	traces.	traces.	traces.	traces.	traces.	traces.	traces.	traces.
Chlorure de sodium.....	0.534	0.534	0.534	0.518	0.518	0.534	0.550	0.550	0.534	0.508	0.534	0.518	0.333	0.534	0.453	0.468
Silice..............	0.070	0.070	0.068	0.050	0.050	1.060	0.065	0.055	0.065	0.041	0.071	0.052	0.032	0.032	0.025	0.034
Matière organique bitumineuse ..	traces.	traces.	traces.	traces.	traces.	traces.	traces.	traces.	traces.	traces.	traces.	traces.	traces.	traces.	traces.	traces.
TOTAUX.........	7.914	7.959	7.833	8.797	8.222	8.244	7.865	8.601	9.165	7.735	8.956	8.298	7.811	8.971	8.669	8.897

Tableau *comprenant les quantités des divers*
à un litre de chacune des

composée salins, hypothétiquement attribués
eaux minérales de Vals.

1er GROUPE. — Eaux bicarbonatées, sodiques, fortes.
2me GROUPE. — Eaux bicarbonatées, sodiques, moyennes et faibles.
3me GROUPE. — Eau arsénico-ferrugineuse-sulfurique.

SUBSTANCES CONTENUES DANS LES EAUX.	Analysée par BERTHIER. MARQUISE	Analysée par O. HENRY. DÉSIRÉE	Analysée par O. HENRY. CAMUSE	Analysée par O. HENRY. PRÉCIEUSE	Analysée par LAVOINE. MADELEINE	Analysée par O. HENRY. RIGOLETTE	Analysée par DUPASQUIER. CHLOÉ	Analysée par O. HENRY. VICTORINE	Analysée par O. HENRY. SAINT-JEAN	Analysée par DUPASQUIER. MARIE
Acide carbonique libre	non recher.	1.486	0.960	1.782		2.420	1.626	0.732	0.425	1.703
Bicarbonate de soude	7.134	6.040	6.200	5.940		3.800	3.289	3.340	1.480	0.893
— de potasse	»	0.263	0.200	0.230		0.263	0.043	»	0.040	0.032
— de chaux	0.180	0.371	0.136	0.630		0.230	0.169	0.060	0.310	0.069
— de magnésie	0.125	0.900	0.340	0.730			0.166	0.060	0.120	0.029
— de fer	0.015	0.010	0.011	0.010		0.024	0.021	0.021	0.006	0.006
— de lithine	»	indices.	»	indiqué.		indiqué.	»	mangan. indices.	»	
Chlorure de sodium	0.060	1.100	0.199	1.080		1.200	0.189	0.030	0.060	9.286
Sulfate de soude	0.053	0.200	0.121	0.183		0.220	0.173	0.030	0.034	0.067
— de chaux									0.070	»
Silicate et silice	0.116	0.058	0.300	0.060		0.060	0.099	»	0.011	0.016
Alumine, phosphate ter							0.004			
Iodure alcalin	»	indices.	»	indices.		indices.	»	indices.	indices.	»
Arsenic ou arséniate	»	indices.	»	indices.		indices.	»	»	sensible.	»
Matière organique	»	peu.	peu.	peu.		peu.	»	»	peu.	»
TOTAUX	7.703	10.628	8.438	10.667		10.246	7.682	3.562	2.151	1.400

MADELEINE : Voir page 37.

DOMINIQUE. Analysée par O. HENRY.

Acide su furique libre 1.31
Silicate acide, Sesquioxyde de fer.
Arséniate id.
Phosphate id.
Sulfate id. 0.44
Chaux de chaux.
Chlorure de sodium.
Matière organique.

Acide sulfurique ....
— arsénique ....
Sesquioxide de fer .... } 1.75
Chaux et soude .... } groupé ami
Acide silicique ....
Chlore ....
Acide phosphorique ....
Matière organique ....

CHAPITRE IV.

1er GROUPE.

**Sources Marquise, Camuse, Chloé,....
Sources des bains....
Désirée, Précieuse, Rigolette, Madeleine (1).**

Source MARQUISE.

La Marquise doit son nom à cette marquise de Montlaur à laquelle le fade apothicaire d'Aubenas, Reinet, dédia ses observations sur les eaux.

Le débit de cette source est faible. Il a rarement lieu une année consécutive. Presque chaque année, en automne, la source est frappée de sécheresse jusqu'aux premiers jours du printemps. Cette suspension dans l'écoulement de l'eau de la Marquise ne pa-

---

(1) Aux sources du 1er groupe, se rattachent les sources Chrétienne et Juliette.

raît jamais avoir eu lieu dans d'autres saisons. Nous ne voulons pas hasarder ici l'explication de ce phénomène, mais tout porte à croire que l'abaissement de la température ne lui est pas étranger. Quoiqu'il en soit, il est constant que le débit cesse toujours, ou plutôt ne cesse jamais qu'en automne et qu'il a toujours reparu aux premières chaleurs du printemps.

La Marquise se distingue encore des autres sources par sa température qui est sensiblement plus élevée. Ainsi, tandis que les fontaines minérales donnent au thermomètre centigrade une température constante de 13 à 14°, celle-ci nous a toujours fourni 17° pour la même température ambiante. Nous reviendrons sur cette circonstance que le médecin met à profit pour l'intérêt d'un certain nombre de malades.

C'est à quatre ou cinq mètres de la Marquise que coulait jusqu'en 1827, la source Saint-Jean. Elle devait son nom sans doute à messire Jean-Baptiste d'Ornano dont la parraine de la source Marquise était veuve.

Les écrits font un grand éloge de cette source. Il parait que semblable en ce point à sa voisine la Marquise, elle était aussi plus chaude que les autres (1). Cette qualité, unie à une minéralisation plus faible, la rendait d'une application très générale. Aujourd'hui, elle n'existe plus; j'ai vu parfois, sur son emplacement ancien, quelques gouttes en stagnation que les rayons solaires ne tardaient pas à dessécher. Peut-être, serait-il possible de rappeler à la vie cette défunte, par un sondage superficiel. En présence d'une roche si dure et sillonnée par tant de fentes, il n'est pas possible d'avoir une opinion arrêtée. A quelques pas plus loin, et de l'autre côté de la Volane, ne voyons-nous pas la Marie tarir complètement, après certaines inondations qui la submergent, et porter ses eaux dans

---

(1) La fontaine appelée la Saint-Jean, sort à bien peu de distance de la Marquise. Les principes sont les mêmes, mais en moindre quantité. Elle est moins fraîche et et plus fade que la Marquise. Les tempéraments délicats s'en trouvent fort bien.

(ARNAUD, Mᵉ-CHIRURGIEN A VALS.)

une autre direction, jusqu'à ce que le propriétaire ait soigneusement enlevé, au moyen
d'un jet d'eau lancé avec force sur la fente
du rocher d'où elle émerge, tous les grains
de sable qui l'obstruaient? il est probable
que sans cette précaution, cette source serait
à jamais perdue pour la consommation.

L'histoire ne nous dit pas si la source Saint-
Jean était ou n'était pas intermittente. Le
souvenir de sa perte n'en est pas moins d'un
augure douteux pour l'avenir de la Marquise.

Cette dernière, comme toutes les sources
de Vals, émerge directement de la roche
quartzeuse et feldspathique.

Cette circonstance, générale pour toutes
nos sources, les distingue en quelque sorte
de leurs congénères de Vichy. Celles-ci, en
effet, sourdent ou jaillissent à la surface du
sol, après avoir traversé des cheminées d'as-
cension qui peuvent avoir jusqu'à cent cinquante mètres de hauteur, au milieu d'un
terrain d'alluvion. C'est encore à cette circonstance que nous devons d'avoir des cap-
tages sûrs et faciles pour toutes nos sources.

La Marquise sort sous une cabane de ché-
tive apparence, incrustée pour ainsi dire,
dans le roc; à chaque crue de la Volane,
cette maisonnette, très résistante d'ailleurs, est
submergée, remplie jusqu'à la voûte de sable
et autres objets, qu'a charriés le torrent dé-
bordé. Nul doute que cette obstruction, cette
suspension dans l'écoulement de ses eaux,
qui se présente plusieurs fois par an, ne soit
un vrai danger couru par la Marquise. L'expérience, il est vrai, est là pour nous rassurer,
car il y a bien des années que la maisonnette
existe.

Si cette construction massive et écrasée
ne doit pas avoir l'inconvénient que je viens
de signaler à notre appréhension, au moins
faut-il lui reprocher son inutilité. Le peu
d'élévation de la voûte ne permet pas de s'y
tenir debout, et quatre personnes ne peuvent
s'y mouvoir. Il résulte de cela, que l'air s'y
trouve promptement vicié par le séjour de la
personne préposée au service de la fontaine,
et par les quelques baigneurs qui y station-
nent, même peu d'instants. Sur mon invitation,

le propriétaire fit percer une ouverture de quelques centimètres tout-à-fait insuffisante. Je fais des vœux pour que cette voûte tombe bientôt ; les émanations nauséabondes qui s'échappent de cet antre auront disparu pour toujours et les étrangers trouveront plus agréable cette eau si précieuse, la plus riche des eaux bicarbonatées sodiques que Vals est seul à posséder.

On doit à la Marquise d'avoir fondé et soutenu la réputation de Vals.

Il parait que sa découverte fut simultanée avec celle de la Marie. Heureuse disposition due au hasard ! à quelques mètres seulement de distance, il fait sortir deux sources qui pouvaient à elles seules remplir les indications qu'on va bien souvent chercher dans deux stations différentes et éloignées. D'une part, la Marquise, la source la plus minéralisée, la plus riche en principes qui existe ; d'autre part, la Marie, eau gazeuse, eau de table, eau médicinale, indiquée précisément dans les cas où la faiblesse des organes ne permettait pas l'usage de la Marquise.

Les premiers médecins de Vals tirèrent-ils de cette disposition, tout l'avantage qu'elle présentait? Arnaud (loc. cit.) répond : son goût (de la Marie) est plus désagréable que celui de la Marquise. Elle « donne beaucoup « d'air fixe.... Son eau prise à doses égales « de celles des autres fontaines, pèse plus « sur l'estomac.... » Voilà l'appréciation de ce chirurgien en 1784. Il faut avouer que les goûts sont bien changés et les estomacs également.

Il est curieux de rapprocher de cette citation les paroles de Reinet, écrites en 1639, sous l'inspiration du Dr Simon dont nous avons parlé déjà. « Beaucoup plus cuite et « digérée que la Marquise, qui, avec la pro- « priété de son sel mieux cuit, la rend plus « diurétique et moins purgative, par dessus « cet effet des urines qui montrent sa plus « grande digestion,.... » Il est certain, et nous le montrerons en nous occupant spécialement de la Marie, que cette source est plus diurétique et porte moins aux selles que la Marquise, doses égales. Cette pro-

priété spéciale d'être moins purgative que la
Marquise (qu'on nous passe ce terme pour
rendre notre idée, car aucune eau de Vals ne
mérite le nom de purgative) nous donne la raison de l'espèce de délaissement dans lequel se
trouva longtemps la Marie en face de la vogue
conservée par la Marquise. C'était au beau
temps des humeurs médicales, et naturellement on devait préférer la source qui provoquait le plus d'évacuations.

Que les médecins aient profité de la présence de ces deux sources si différentes pour
les tourner au bénéfice de leurs clients, nous
ne pouvons avancer qu'ils l'aient fait sciem-
ment, mais tout porte à croire que les malades
durent profiter largement de cette heureuse
circonstance.

C'était encore la Marquise qui était la plus
exportée. Des lettres de voiture et des effets
de recouvrements pour frais de transport de
ses eaux, ont été mis sous nos yeux; ils sont
à l'adresse des plus grands noms de la cour
de Louis XIV.

L'eau de la Marquise est limpide à la sour-

4

ce. Elle est saturée d'acide carbonique ; sa saveur est d'un goût légèrement savonneux qui n'a rien de désagréable.

Devant parler plus loin de l'action thérapeutique générale des eaux de Vals, en tant que bicarbonatées sodiques, nous ne dirons ici rien de particulier sur la Marquise ; cependant sa température plus élevée que les autres, la rend applicable et moins excitante dans bien des cas.

Si la Marquise a solidement établi la réputation de Vals dans le principe, son analyse exécutée par Berthier, en 1820, a été la cause de bien des erreurs préjudiciables à notre station.

Il suffit d'un simple coup d'œil pour voir combien cette analyse est incomplète. Ainsi, le gaz acide carbonique n'y est pas mentionné, la moitié des éléments qu'on trouve dans ses voisines et qu'elle renferme, à coup sûr, n'a pas été recherchée. De là, ces diverses accusations portées contre elle et contre toutes les sources de Vals en général. M. Constantin James dit que ces eaux sont indigestes, qu'on ne peut les chauffer parce qu'elles seraient dé-composées..., *indigestes :* parce qu'elles n'ont pas d'acide carbonique. L'absence de ce gaz ne peut être contestée que dans l'analyse de Berthier, car il sature les eaux de cette source comme toutes les autres. *Que la chaleur les décompose :* le savant professeur de chimie à l'école de médecine de Lyon, M. Dupasquier, a prouvé, par de consciencieuses expériences, que les eaux de Vals chauffées jusqu'à 80° ne se décomposent pas et donnent des bains *en tout semblables à ceux de Vichy.*

S'il est vrai que la médication alcaline soit capable de grands résultats, il faut bien avouer que la Marquise avec ses sept grammes par litre de bicarbonate de soude, peut par-dessus toutes les autres les atteindre. Cette minérali-sation, si avantageuse pour certains malades, a été retournée contre la station entière par un des praticiens les plus recommandables en hy-drologie. Subissant, comme M. James, l'erreur signalée plus haut, c'est-à-dire, ne voyant dans la station de Vals que la source Marquise avec les défectuosités de son analyse, M. Du-

rand-Fardel, dans un article relevé dès 1859,
dans le prospectus publié par les propriétaires
des eaux de Vals sous mon inspiration, for-
mule au sujet de cette minéralisation qu'il croit
uniforme pour toutes nos sources, un reproche et un aveu que nous devons enregistrer,
comme l'ont enregistré MM. Pétrequin et Socquet dans leur traité des eaux minérales,
« peut-être, dit-il, en parlant des eaux de Vals,
peut-être même cette richesse ne serait-elle pas
sans inconvénient dans beaucoup de cas où les
eaux bicarbonatées sodiques se trouvent indiquées. » Nous inclinons d'autant plus à le penser que *les eaux de Vichy nous ont paru, dans*
plus d'une circonstance, trop minéralisées
elles-mêmes. Le savant auteur *du traité thé-*
rapeutique des eaux minérales de France et
de l'Etranger n'aurait certainement pas écrit
ces lignes s'il avait eu connaissance des eaux
de Vals du 2ᵉ groupe, de ces eaux bicarbonatées, sodiques, moyennes et faibles qui forment la principale richesse de notre station.

L'expérimentation des anciens porta surtout
sur la source Marquise. Quoique Serrier d'Ar-

les se taise sur les noms particuliers des fontaines usitées, nous sommes persuadés que les
observations de calculs expulsés, de tumeurs
de la rate résolues, sont principalement dues
à l'action de cette fontaine. On lit dans le dic-
tionnaire historique de Lamartinière 1768 :
« La Marquise a plus de sel que la Marie,
« c'est de cette eau que l'on boit le plus fré-
« quemment, quoique la source en soit petite
« entre les fentes d'un rocher, » et Madier
dit des eaux de la Marquise, « se sont celles qui
« sont le plus souvent exportées. Elle est con-
« tre-indiquée dans les maladies hypocon-
« driaques ou hystériques. Elles ont occa-
« sionné, dans des cas, des céphalalgies ou
« des tremblements dans les membres qui
« n'ont cédé qu'à l'usage des bains domesti-
« ques et tisanes de poulet. »

Cette observation de Madier est très juste ;
à ces tempéraments irritables, c'est l'eau faible du 2e groupe qui convient.

La Marquise est encore de nos jours l'objet d'une exportation considérable.

Nous avons signalé déjà comme incommode

aux buveurs la voûte malsaine qui la recouvre,
nous devons signaler encore le mode vicieux
de son puisement. La fente du rocher dans lequel elle sort est, en effet, trop grande, sa
capacité est de quinze à vingt litres. Il arrive
que par le petit débit de la source, cette capacité est remplie trop lentement et que, dans
cet intervalle, il s'opère une forte déperdition
de gaz. De là vient, sans doute, la couleur un
peu louche que présente cette eau embouteillée.

Nous en avons fini avec la Marquise ; eau
bicarbonatée type, Vals lui doit sa réputation.

La déperdition du gaz que nous venons de
signaler au point d'émergence de la source,
sa température un peu plus élevée, la rendent
moins excitante, plus tolérable que ses congénères du même groupe, pour certaines organisations susceptibles et réfractaires à la
fraîcheur ainsi qu'à la présence de l'abondante
quantité de gaz qui accompagne ces dernières.

Source **CAMUSE.**

On ne sait le moment précis de sa découverte ; il est constant toutefois qu'elle n'est pas aussi ancienne que la Marquise ou la Marie.

Son nom paraît lui venir d'un médecin nommé le Camus qui le premier la signala. Elle jouit d'une grande réputation auprès des baigneurs. Son débit, comme celui de la Marquise, est très faible et ne permet de l'employer qu'en boisson.

Successivement déplacée en trois lieux différents, la buvette de la Camuse se trouve définitivement installée sur le point même d'émergence de la source. Ajoutons que son débit, autrefois bien faible, vient encore de subir une trop sensible diminution due probablement à des sondages nombreux et profonds pratiqués dans son voisinage. Du reste, les qualités de son eau ne nous ont point paru modifiées.

Nous avons à lui adresser le même reproche qu'à la Marquise, à cause de la trop grande capacité du bassin de puisement. Les propriétaires parent un peu à cet inconvénient, en laissant dans le bassin des cailloux roulés à demeure. Ces cailloux de granit très dur sont complètement inattaqués par les principes minéralisateurs.

Les malades lui trouvent un goût autre qu'à la Marquise.

Sur ma demande, M. le ministre de l'agriculture, du commerce et des travaux publics, invita l'académie de médecine à exécuter les analyses de la Camuse et de la Dominique.

Le tableau synoptique prouve, quelle puissance de minéralisation offre cette source. Comme la Marquise, elle est, sous ce rapport, sans rivales; l'analyse présente à noter une proportion de sels magnésiens très forte.

Ici encore les données de l'expérience avaient précédé les arrêts de la science. Tous les auteurs qui ont écrit sur nos eaux se sont accordés à reconnaître à la Camuse des propriétés relâchantes plus prononcées que chez les autres. Mon expérience personnelle est d'accord avec celle des anciens praticiens de Vals;

non que la Camuse soit, comme le voudraient trop de malades, un évacuant héroïque, mais il est inconstestable que son usage est plus souvent suivi de purgation que celui des autres sources.

La présence d'une plus grande quantité de sel magnésien donne une raison suffisante de ce fait.

La Camuse est une ressource précieuse pour les malades et pour le médecin. Elle a rendu en dehors de son aptitude générale, comme bicarbonatée puissante, de très grands services spécialement dans le traitement de ces états morbides complexes, connus sous le nom d'*obstructions abdominales*, et qu'une constipation des plus opiniâtres domine comme cause ou comme effet.

Source CHLOÉ.

A la découverte de la Chloé qui eut lieu en 1839, se rattache une date mémorable pour la station de Vals. Ce n'est, en effet, que de cette époque que Vals a pu présenter aux malades les moyens de se traiter comme à Vichy. Jusqu'à la découverte de cette source, on ne se baignait pas chez nous, on ne pouvait prendre de bains d'eaux minérales, tant était faible le débit des sources connues (1).

Elle fut analysée sur les lieux par Alphonse Dupasquier, de Lyon, en 1845; et dès 1846, on administra quelques-uns de ces bains que le savant chimiste venait de démontrer tout à fait *analogues à ceux de Vichy.* C'est donc de 1845 à 1850 qu'il faut faire partir la voie de progrès et d'avenir dans laquelle notre station est entrée.

La faveur dont jouit à bon droit, cette belle source dès son apparition, la préférence marquée qu'elle conserve toujours soit qu'on la consomme à la buvette, ou qu'elle soit expor-

---

(1) La Chloé proprement dite ne fournit pas toute l'eau des bains, mais nous confondons à dessein, la source dite des bains parce que nous la croyons identique à la Chloé dont elle n'est qu'une branche; ce que nous dirons plus tard sur la balnéation, en général, s'appliquera à ces deux branches d'une même source.

tée au loin, a déjà soulagé ou guéri bien plus de malades que ses aînées.

La Chloé sort en bouillonnant sous un pavillon à voûte élevée; nous regrettons qu'il faille descendre cette série trop longue de marches qui aboutit au lieu frais et humide où elle émerge. Il y a là un inconvénient facilement remédiable, il est vrai, pour les personnes forcées d'y stationner quelques minutes au moment où leur corps et en moiteur.

L'eau de la Chloé sort par un tuyau adapté à un bloc en pierre qui recouvre le point d'émergence. Le gaz qui arrive sous ce bloc en très grande abondance provoque, par l'effet de son accumulation, une suspension incomplète d'écoulement qui donne à la sortie de l'eau un aspect saccadé; du reste, étroitesse de tuyau, suspension d'écoulement, accumulation de gaz, tout concourt dans cet espace resserré, à sursaturer encore plus ce liquide par l'acide carbonique qui y domine.

Malgré le grand dégagement de gaz dans ce lieu bas, mais recouvert d'une voûte très élevée, il y existe encore assez de courant d'air pour que la constitution de son atmosphère n'en soit pas sensiblement modifiée. M. Dupasquier n'a reconnu qu'un centième d'acide carbonique dans les couches d'air les plus basses et la personne préposée au service de la buvette, y reste assise des journées entières sans être incommodée.

La Chloé est excessivement limpide. Au moment où l'on vient de la recevoir dans un verre, une multitude de bulles gazeuses se rendent en bouillonnant à la surface et troublent momentanément la limpidité de la masse liquide; mais bientôt ces bulles adhèrent aux parois du vase ou disparaissent dans l'atmosphère, et alors le liquide devient parfaitement incolore. M. Dupasquier note avec soin l'odeur bitumineuse qui se dégage de cette eau pendant qu'on l'agite dans un verre. Cette odeur est très sensible à la muqueuse nasale, quand on secoue fortement le liquide dans un verre à moitié rempli, et bouché avec la main; elle s'évanouit quand le liquide est en repos.

La saveur de la Chloé se rapproche de celle des sources nouvelles, Rigolette, Désirée, etc.

elle est trouvée généralement très agréable; au toucher, elle est légèrement onctueuse comme les autres sources alcalines.

La Chloé avec la Rigolette est la source la plus ferrugineuse des bicarbonatées de Vals. Il faut y ajouter la présence du manganèse son succédané et son adjuvant. Cette seule particularité la rend préférable dans un grand nombre de cas.

Analogue, semblable aux sources Marquise et Camuse, elle offre cependant une différence en moins dans sa proportion de bicarbonate de soude, et une différence en plus dans sa proportion d'acide carbonique dont elle est sursaturée.

Le transport le plus lointain ne l'altère pas. Convenablement embouteillée, elle se conserve fort longtemps intacte. Le gaz qu'elle tient en excès lui donne, à ces deux derniers points de vue, un avantage évident sur celles qui en ont moins.

La Chloé par sa fraîcheur (elle marque 14°, la température ambiante étant à 21°), par l'ensemble de ses qualités physiques et chimiques est la plus généralement consommée, elle convient au plus grand nombre des malades qui se rendent à Vals.

Nous ne voulons pas dire par là qu'elle n'ait pas de contre-indications; au contraire, ce qui fait son mérite dans le plus grand nombre des cas, est précisément la cause de son exclusion dans des circonstances déterminées. Ainsi, la moindre irritation de la gorge ou des bronches est aggravée par son usage, certains dyspeptiques, certains chlorotiques même ne peuvent digérer un liquide aussi frais ou aussi chargé de gaz, tandis que les sources moins fraîches seront mieux supportées.

Pour obvier à cet inconvénient qui ne laisse pas de se présenter souvent, le propriétaire s'est décidé à exécuter le plan que je lui ai tracé et qui lui permettra d'administrer de l'eau minérale *thermalisée*.

Un filet détourné de la source-mère, traverse un long tube en fer, lequel vient contourner dans tous les sens la chaudière destinée aux bains et permet à l'eau minérale qui le traverse d'arriver chaude à un robinet placé à proximité (1). Ces résultats ont confirmé nos vues : dans la saison de 1864, plus de cent personnes ont usé de cette eau thermalisée et en ont éprouvé une action bienfaisante.

L'eau minérale arrive au robinet très gazeuse, elle peut facilement être amenée à la température convenable a l'aide d'un robinet d'eau de Chloé froide, disposé à côté.

De l'eau ainsi thermalisée a été embouteillée par moi alors que la température en était à 50° et versée six mois après dans un verre, elle nous a offert toutes les propriétés physiques de la Chloé froide.

Le médecin et le malade apprécieront facilement de quel secours sera cette innovation.

---

(1) Notre manière de voir s'appuie sur cette considération que l'eau de la Chloé chauffée à 50° n'est nullement altérée dans sa composition chimique. Voir plus bas les paroles de M. Dupasquier.

CHAPITRE V.

Sources Désirée, Précieuse, Rigolette, Madeleine.

Nous n'avons rien à ajouter à la description des sources anciennes du 1er groupe. Pré-cieuses aux malades, précieuses au pays, elle ont des titres incontestables à la reconnais-sance publique.

L'histoire des sources que nous allons abor-der sera plus courte, mais non moins impor-tante. Nées d'hier, ces sources ont conquis leur place à côté de leurs aînées, et la faveur des baigneurs, d'accord avec l'expérience cli-nique qui en a été faite, leur assure des succès non moins grands (1).

---

(1) L'exportation dont ces nouvelles sources sont devenues l'objet dans ces derniers temps, est tellement considérable, que la station de Vals occupe, sans nul doute, un des premiers rangs parmi les stations de l'Europe eu égard aux bénéfices qu'elle donne.

Ainsi que l'indique le tableau synoptique de la composition des sources, après la source Marquise aurait dû figurer la source Désirée, puis la Précieuse, la Rigolette avant la Chloé ; mais nous avons préféré mettre la minéralisation de côté et parler de ces quatre sources dans un chapitre à part. Elles le méritent sous tous les rapports.

Elles sont dues toutes à des forages plus ou moins profonds, elles ont la même date et sont le résultat des recherches du même propriétaire.

Pour décupler la quantité d'eau minérale de Vals, M. Galimard a ouvert une voie inconnue chez nous, ses procédés pourront être suivis par d'autres, et nul ne saurait prévoir à quels résultats leur application conduira.

Mais, en acceptant ce qui est fait aujourd'hui, il faut reconnaître la nouvelle phase dans laquelle notre station vient d'entrer. Il restera désormais dans l'histoire de notre établissement trois dates mémorables.

1601. Découverte des eaux minérales.

1839—1846. Découverte de la source Chloé, installation des bains.

1860—1864. Découverte des sources Saint-Jean, Désirée, Précieuse, Rigolette, Madeleine. Volume de l'eau minérale décuplé.

Le captage des nouvelles sources, malgré la profondeur à laquelle la sonde est allée les chercher, ne laisse rien à désirer. Avant d'arriver à la surface du sol, elles traversent toutes des granits, des gneiss et des quartz. Leur température varie de 13 à 16°.

A l'heure où nous écrivons ces lignes, notre expérience est riche de deux années d'observation. Enregistrer les cas de guérison dus à une eau minérale, c'est lui créer des parchemins qui la recommandent à la postérité; or, nous n'aventurons rien en écrivant que notre établissement s'est accru d'une grande richesse par ces découvertes récentes. Que si, d'une manière générale, elles n'ont pas apporté des sources complètement différentes des anciennes, on ne saurait contester l'utilité dont elles vont être l'objet. Leur riche minéralisation que des analyses dues à l'un des premiers chimistes de France rendent recommandable, leurs variétés dans certains de leurs principes, leur abondance qui n'est pas utilisée encore et qui n'attend qu'une dernière organisation pour fournir des bains nombreux et devenir l'objet d'une exportation immense : à tous ces points de vue, elles sont un précieux trésor.

SOURCE **DÉSIRÉE**.

Cette source vient d'un forage de vingt-huit mètres de profondeur, sur dix centimètres de diamètre. Elle coule côte à côte de la source Rigolette.

Ses éléments magnésiens, dont la quantité dépasse de beaucoup celle des autres sources, la recommandent plus spécialement dans les cas d'obstructions abdominales ; agréable au goût, d'une digestion facile, elle a une température de 17 à 18° qu'elle gagne dans son trajet de son point d'émergence à la buvette. Dans ce trajet de quelques mètres, elle acquiert, en effet, quelques degrés de plus de chaleur qui tempèrent une certaine fraîcheur capable de la rendre moins généralement applicable.

M. Galimard a eu le soin de distribuer ses conduits en terre vernissée à l'intérieur, de telle façon que le demi-coude qui existe au point d'écoulement, ne permet aucune introduction d'air, ni aucune déperdition du gaz.

Une odeur franchement sulfureuse se fait sentir à cette source. Nous n'avons pu constater la présence du gaz sulshydrique. Les sels de plomb dont nous nous servions, donnaient un dépôt considérable de carbonate de plomb tenant à la quantité relativement énorme d'acide carbonique avec laquelle serait mélangée l'acide sulshydrique.

La source Désirée n'est point sans relation directe avec la source Camuse. Le débit de cette dernière a été surtout amoindri par le forage de la Désirée. Toutes les deux se distinguent par leurs sels magnésiens en excès.

Rigolette.

Neuf mètres de profondeur, à deux ou trois mètres de la Désirée. Même captage, mêmes conduites. Elle plaît généralement. C'est la plus gazeuse de nos sources. Comme la Désirée, elle présente plus de dix grammes de minéralisation.

Nous aurions à répéter ici ce que nous avons dit sur les sources anciennes, si nous voulions traiter spécialement de son action thérapeutique. Nous n'aborderons pas de telles répétitions. Avec la source Chloé, elle est la plus ferrugineuse des sources bicarbonatées de Vals.

Précieuse, Madeleine.

La source Précieuse remonte un forage de trente-trois mètres sur dix centimètres de diamètre.

Elle est la plus limpide des sources du 1ᵉʳ

groupe ; elle coule aujourd'hui d'une manière continue, grâce à des travaux particuliers exécutés ultérieurement à sa découverte. Dans les premiers temps, son écoulement, marqué par des intermittences parfois de plusieurs heures, se produisait avec une abondance de plusieurs centaines de litres par seconde, et montait en gerbe majestueuse à une hauteur de plusieurs mètres.

La Madeleine coule à côté de la Précieuse et vient d'un forage exécuté dans le lit même de la Volane.

Etablissement des bains.

Les bains étant fournis par les eaux du 1ᵉʳ groupe et par la Chloé exclusivement, nous allons en dire deux mots, avant de passer au 2ᵉ groupe.

Le temps n'est plus où des hommes, même spéciaux dans la matière, imprimaient hardiment que la chaleur décomposait les eaux de Vals et que l'on ne pouvait, par conséquent,

songer à les administrer en bain. Résultat d'i-
dées faussement préconçues, cette assertion
est tombée sous les coups de l'expérience journalière, et les milliers de bains qui vont chaque jour en augmentant, prouvent assez que
cet arrêt anticipé de M. Constantin James dans
son *Guide*, n'avait aucune base sérieuse. Les
malades, ces mêmes malades de Vals, qui ne
craignaient pas de boire du vin à table, alors
qu'il était proscrit à Vichy, au nom d'une théorie chimique surannée, ont pris des bains et
continuent de plus en plus à se baigner parce
que les bains de Vals leur font du bien. Ici,
toutefois, l'expérience n'a pas devancé l'arrêt
de la science. M. Dupasquier, le savant professeur de l'Ecole de Médecine de Lyon, avait
annoncé, dès 1845, que les eaux de Vals pouvaient être utilisées en bains, et voici comment
il s'exprimait : « L'eau de la Chloé, comme au
« reste celle des autres sources minérales de
« Vals, n'a encore été employée, jusqu'à pré-
« sent, que pour l'usage intérieur. Il n'est pas
« douteux cependant qu'administrée sous la
« forme de bains, de douches, etc., elle ne puisse

« produire des effets propres à plusieurs ma-
« ladies qui contre-indiquent plus ou moins
« l'emploi de l'eau à une basse température.
« Ce qui a même empêché, jusqu'à ce jour la
« création d'un établissement thermal à Vals,
« c'est peut-être la crainte où l'on était que
« son eau minérale fut trop sensiblement al-
« térée dans ses propriétés chimiques et médi-
« cales, par son élévation de température au
« degré nécessaire pour ce mode particulier
« d'application. Mais nous avons vu que l'eau
« de la Chloé, chauffée à 50°, restait parfaite-
« ment limpide, qu'on n'y apercevait, ni préci-
« pitation d'oxyde de fer, ni dépôt de carbo-
« nate de chaux; qu'après deux ou trois mi-
« nutes d'ébullition, sa transparence n'était
« pas sensiblement altérée, etc. Ces diverses
« expériences autorisent donc à penser que
« l'eau de la Chloé peut être élevée bien au-delà
« de la température ordinaire du bain sans
« éprouver aucune altération dans sa consti-
« tution chimique et, par suite, dans ses pro-
« priétés médicales. En conséquence, M. Fer-
« dinand Gaucherand, qui ne recule devant au-

« cun sacrifice d'utilité publique, a conçu la
« généreuse pensée de doter son pays d'un
« établissement thermal. Il va mettre la main
« à l'œuvre, et nous avons tout lieu d'espérer,
« que dès l'an prochain, l'eau de la Chloé, dont
« l'usage à l'intérieur est déjà un si puissant
« moyen de guérison, pourra dignement rivali-
« ser avec les eaux de Vichy, du Mont-d'Or, etc.,
« alors qu'elle offrira aux malades la ressource
« encore plus efficace, dans bien des cas, de
« son application à l'intérieur (1). »

Le nom de Dupasquier fait assez d'autorité
dans la science pour que nous ne pensions pas

« (1) L'eau chauffée à 60, 75, 80 degrés et même au-
« delà, perd une assez grande partie de son acide carbo-
« nique ; mais les essais que j'ai faits à cet égard dé-
« montrent qu'il en reste suffisamment pour retenir en
« solution (à l'état de bicarbonate) le carbonate de fer,
« le carbonate de chaux et le carbonate de magnésie, les-
« quels ne se précipitent que par l'ébullition de ce li-
« quide. Le bicarbonate de soude reste également sans
« altération, car il n'est décomposable que par la cha-
« leur de l'eau bouillante. *L'eau de la nouvelle source de*
« *Vals* (Chloé), *employée pour bain, reste donc, après avoir*
« *été suffisamment chauffée, une eau alcaline tout à fait*
« *analogue à l'eau de Vichy.* » (Alph. DUPASQUIER.)

avoir rien à ajouter. *Le bain de Vals est donc identique au bain de Vichy.*

Les thermes de l'Allier sont alimentés par de l'eau minérale chaude, à Vals, le bain est fait par coupage. De l'eau douce est chauffée dans un récipient à une température assez élevée ; de ce récipient elle est distribuée par des conduites en plomb dans les baignoires où elle se rend en même temps que l'eau minérale froide qui arrive par un robinet séparé. C'est en ouvrant plus ou moins le robinet que l'on fait varier la qualité chimique du bain ; le plus ordinairement le bain est constitué par un tiers d'eau douce et deux tiers d'eau minérale.

A Vals comme à Vichy, les malades redoutent d'être trompés sur la quantité d'eau minérale qui leur est distribuée ; aussi, voit-on, chaque année, au moment où la foule des baigneurs est la plus grande, s'élever un concert de plaintes sur le peu de minéralisation de l'eau des bains.

Or, voici ce que j'ai constaté en 1863. J'ai fait évaporer par ébullition de l'eau minérale puisée au robinet le 15 juin, le 5 juillet et le

15 juillet ; c'est-à-dire à des époques où la foule est peu considérable (15 juin), et où elle l'est le plus (15 juillet), et j'ai trouvé des résidus à peu près identiques.

Ainsi, en négligeant le poids de l'acide carbonique, la Chloé donne en poids six grammes de principes fixes, en admettant que l'eau minérale entre pour les deux tiers dans la composition du bain, et que chaque baignoire cube trois cents litres, l'on aura à offrir un bain tenant en dissolution douze cents grammes de principes minéralisateurs. Ce chiffre est évidemment fort considérable ; on pourrait en soustraire la moitié et l'on aurait encore un bain des plus actifs par sa minéralisation.

La branche des bains, cette partie de la Chloé qui est utilisée pour la balnéation, sort à quelques mètres du griffon de la Chloé proprement dite, sous une grande voûte destinée à protéger un immense réservoir où elle s'accumule. D'après certaines expériences exécutées dans le but de vider complètement ce réservoir, il paraîtrait que cette branche minérale serait d'un débit considérable, puisqu'une pompe aspirante et foulante fonctionnant pendant une demi-journée, ne peut, paraît-il, arriver à faire baisser le niveau de l'eau au-delà d'un certain point.

CHAPITRE VI.

Propriétés physiologiques et thérapeutiques des eaux du 1er groupe.

SOURCES **MARQUISE, DÉSIRÉE, CAMUSE, PRÉCIEUSE, RIGOLETTE, CHLOÉ, MA-DELEINE.**

La distinction que nous avons établie pour les eaux de Vals en trois groupes séparés, distinction basée sur leur composition chimique respective, nous impose l'obligation de traiter séparément des propriétés physiologiques et thérapeutiques de chaque groupe.

Quoique éloigné de toute idée exclusive qui ne reconnaisse à une source minérale que ce qu'en fait pressentir l'analyse chimique, nous pensons néanmoins qu'il faut tenir le plus grand compte de cette minéralisation ; bien plus, que négliger toute spéculation d'analyse, c'est s'aventurer dans une voie empirique remplie d'incertitudes et d'écueils.

Si l'on jette un coup-d'œil sur l'ensemble des principes constitutifs de l'eau du 1er groupe de Vals, et qu'on les compare à ceux qui se retrouvent dans l'eau de Vichy, on demeure frappé de la ressemblance, de l'identité presque absolue des eaux de ces deux stations éloignées. Mais là ne s'arrête pas leur analogie : sans appeler à notre secours d'idée préconçue, sans même en appeler à notre expérience personnelle, nous retrouverons dans le petit nombre des écrits des anciens sur les eaux de Vals, des preuves péremptoires de l'identité d'action de ces eaux.

Voyez aux pages 8 et 9 les citations du médecin d'Arles en 1673, Serrier ; voyez-y les calculs des reins et de la vessie chassés (1), les

(1) Les expressions de Serrier sont une réponse anticipée aux médecins qui ont vu depuis une dissolution de la pierre dans l'action de l'eau bicarbonatée sodique. Serrier se borne à dire : *Non frangitur equidem*

maladies de l'utérus guéries, les tumeurs abdominales fondues, etc. N'est-ce pas, en deux mots, l'histoire des propriétés médicales des eaux de Vichy, spécifiques pour ainsi dire dans les maladies des organes sous-diaphragmatiques, vérité qu'avait retrouvée M. Prunelle?

Voyez aux pages 6 et 7 la litanie élégiaque de Fabre, de 1657. Retranchez les qualifications outrées de *souveraines, merveilleuses, etc.,* et jugez si déjà il n'avait pas saisi les indications des eaux bicarbonatées de Vals.

Les auteurs qui ont écrit depuis, sur les eaux de Vichy, ne font que redire les mêmes noms des mêmes maladies.

Cet accord d'hommes qui ne se connaissaient pas, à reconnaître ces effets identiques, prouve suffisamment ce que nous voulons constater, l'identité des agents.

Il a été si souvent écrit sur l'action physiologique et thérapeutique des eaux de Vichy; de si brillantes intelligences ont abordé ce sujet,

---

calculus, sed vi suâ abstersivâ (aquarun Vallensium) eluitur a parietibus reuum.

qu'oser l'aborder à mon tour (c'est à quoi je suis forcé en m'occupant des eaux de Vals), c'est me vouer par avance, à des répétitions forcées.

Malgré le désavantage réel pour l'écrivain de parcourir un champ si souvent et si bien battu, nous allons, nous aussi, le parcourir en nous préoccupant surtout des faits que notre expérience personnelle nous a démontrés comme plus particulièrement applicables à Vals.

Nous suivrons dans cette étude l'ordre d'exposition suivi par MM. Pétrequin et Socquet dans leur *Traité des eaux minérales*.

De l'effet du bain.

Pour étudier l'action du bain, en général, on peut l'envisager sous trois points de vue distincts. Considérer : 1° l'influence de la température de l'eau ; 2° la durée du bain ; 3° l'influence de la composition chimique de l'eau.

Nous ne nous occuperons point des deux premiers. Ils rentrent dans l'étude générale des effets du bain.

Que peut, comment agit la composition chimique de l'eau? grave question qui est loin d'être résolue. Depuis quelques années, au contraire, les vieilles croyances s'ébranlent sans que l'on ait encore rien mis à leur place.

Ce que nous allons dire ne concerne que le bain tiède, le bain de Vals tel qu'il est administré sur presque tous les malades.

En cherchant à découvrir comment se comportent les molécules salines dissoutes, vis-à-vis de l'organisme, nous avons été amenés à penser que les résultats obtenus par les bains sont complexes, qu'ils doivent être attribués, au moins en partie, à une influence de contact de ces mêmes molécules sur la peau.

La théorie de l'absorption nous paraît bien embarrassée pour rendre compte d'une multitude de faits qui la sapent par le fondement. Nous ne relaterons ici aucun de ces faits, ils ont encore besoin de la sanction des savants. La société d'hydrologie médicale nous dira sans doute bientôt ce qu'il faut croire, car elle a mis ce sujet à l'étude.

En attendant, comme l'esprit a l'irrésistible

besoin d'avoir un point où il puisse se reposer, voici la manière dont nous envisageons actuellement la question.

On peut se rendre compte, jusqu'à un certain point, des résultats surprenants observés dans le bain, si l'on veut se rappeler toute l'importance du système nerveux dans l'économie, toute l'importance de la peau sur le reste des organes qu'il ne protège pas seulement, mais dont il dirige le jeu.

Ce retentissement d'une impression reçue sur la peau, sur le jeu des autres organes, est immense, disons-nous ; on peut lui appliquer ce que nous disons ailleurs sur le mécanisme des guérisons des viscères par l'eau froide, ou par la stimulation gastrique.

Agir sur le système nerveux cutané, c'est agir sur l'estomac, sur le cerveau, etc., et, partant, sur l'économie entière.

Que l'on songe à la faiblesse des impressions cutanées, nécessaire pour amener le dérangement dans l'état normal d'un individu, et l'on comprendra quelle grande portée peut avoir tel ou tel corps qui, dissous dans un bain, lui imprimera un cachet particulier perceptible au contact.

Gerdy avait fait ressortir les mille et une sensations éprouvées par l'individu suivant que le sens du tact était éprouvé sur tel ou tel point de la surface tégumentaire, au moyen de tel ou tel corps étranger ; ces sensations ne s'arrêtent pas à la simple perception, elles réagissent à leur tour sur le jeu des organes, de telle sorte qu'une impression nerveuse pourra se traduire par une mauvaise digestion, par de la diarrhée, par une hypersécrétion bilieuse, etc.

Puisque la pathologie nous enseigne que des maladies appréciables sur nos organes peuvent être occasionnées par un dérangement du système nerveux, elle nous enseigne par là même que nous devons concourir au rétablissement fonctionnel de ces organes, en agissant sur ce même système nerveux.

L'influence du sens dont la peau est le dépositaire est immense. Chacun peut apprécier combien les impressions les plus légères en apparence, sont suivies des plus grands effets.

Ces considérations générales posées, on

comprendra mieux pourquoi des eaux minérales complètement différentes déterminent des résultats identiques dans les mêmes maladies.

De deux sources distinctes prises en bains, l'une agira spécialement sur le système nerveux, l'autre arrivera au même résultat en influençant le système sanguin, etc. Que de fois la constitution propre du malade s'approprie une action spéciale du bain, action qu'un autre malade s'approprie d'une façon tout opposée! C'est ainsi que le même bain déterminera chez l'un de la migraine, de l'insommie, tandis que chez l'autre, cette action se traduira par des accidents de circulation : rougeur, congestion de la peau, etc., et chez un troisième par de la édation.

Y a-t-il dans ces différents effets obtenus une preuve d'absorption des molécules salines? je ne le pense pas. MM. Delore, Willemin, etc., ont expérimenté récemment; avant eux, Kuhn, Kathlov, Falconnet, etc., ont expérimenté aussi ; ils ont voulu savoir quel rôle jouait l'absorption, et malheureusement les observateurs ne nous ont appris que l'incertitude. Peut-être pourrait-

on conclure de leurs recherches qu'il ne faut
point, du moins quant à présent, chercher au-
delà de la peau le siège d'action du bain. Mieux
vaut s'arrêter à ce qui ressort d'une expérience
usuelle : l'importance de la peau dans les actes
de la vie.

Ne voyons-nous pas les maladies les plus
graves, guérir ou suspendre leur évolution, par
un simple mouvement fluxionnaire sur la peau,
un erythème, une roséole, un erysipèle, etc.?

Ne voyons-nous pas une impression de la
peau, d'apparence la plus insignifiante, avoir
le retentissement le plus fâcheux sur les organes intérieurs? Pourquoi un courant d'air frais
me donne-t-il une névralgie faciale, un rhuma-
tisme, une sécrétion muqueuse ou purulente du
nez, des bronches, de l'intestin ou de la vessie?

Le courant d'air essuyé, ma peau ne perd
aucune des propriétés appréciables que je lui
connais, et pourtant l'effet persiste.

Si mes pieds sont restés refroidis, je les
réchaufferai et ils seront en apparence dans
leur ancien état; néanmoins, la maladie que
leur basse température m'aura occasionnée ne

passera pas avec leur retour à une température, normale.

Un organe qui préside ainsi, sans presque sortir de son état normal, à la distribution de maladies nombreuses, ne peut-il être regardé, par contre, comme le dispensateur de la guérison dans des maladies non moins nombreuses? Une eau spéciale chargée de principes minéralisateurs déterminés qui, pendant vingt ou trente jours, demeureront en contact avec les téguments, une ou deux heures par jour, ne peut-elle influencer ces téguments, leur imprimer des modifications de vitalité telles, qu'un salutaire retentissement sur des organes malades n'en soit la conséquence? Pour nous servir d'un exemple auquel nous faisons allusion un peu plus haut; un insecte des plus petits peut, une nuit durant, troubler mon sommeil et provoquer un embarras gastrique, la céphalalgie pour le lendemain. Ce fait est incontestable. S'il n'était point aussi commun, qui le croirait? qui voudrait admettre que cette peau insensible au frottement continu de draps de lit cent fois plus lourds, cent fois plus rudes, reste insensible au contact de ce corps étranger, pour se révolter à la simple progression d'une puce, d'un ou deux acarus, sous l'épiderme?

N'est-ce pas à l'immensité d'action produite sur la peau par des causes en apparence insignifiantes qu'il faut rapporter ces résultats immenses à leur tour, qu'on remarque dans des établissements dont la minéralisation des eaux est souvent inférieure à celle de l'eau commune?

Les bains mettent journellement à l'épreuve cette délicate sensibilité de la peau.

L'eau de telle rivière est douce, l'eau de tel ruisseau, de telle fontaine ne l'est pas. Ce langage, le public le tient tous les jours et l'on peut être certain de la justesse de son observation. Eh bien! analysez ces différentes eaux, et les différences que vous constaterez dans leur composition ne vous donneront pas la raison de cette variété d'impressions reçues.

Il en est de même pour les eaux minérales. Voilà pourquoi, tout en tenant compte, un compte juste de la minéralisation, il faut surtout s'appuyer sur les résultats fournis par l'ex-

périence et ne pas oublier que si tous les organes et les systèmes d'organes sont solidaires,
les plus grands, et la peau en premier lieu, doivent primer les autres et les priment en effet,
soit qu'ils transmettent la maladie, soit qu'ils
servent d'instrument au thérapeutiste pour devenir moyen de guérison.

Telles sont les considérations qui nous diri-
gent dans l'administration des bains de Vals.

Préoccupé, avant tout, de faire servir la
peau de moyen de dérivation capable d'influencer les organes intérieurs, nous n'avons pas
donné à la pénétration des molécules minéralisantes une importance à laquelle nous ne
pouvons avoir grande confiance, quant à présent.

Il faut voir dans l'emploi du bain de Vals
plutôt un mode de traitement général, qu'une
médication locale faite en vue de faire pénétrer
dans l'économie telle ou telle particule saline
destinée à aller neutraliser ici un acidisme
exagéré, là, tarir une sécrétion trop abondante,
plus loin, à se loger en forme de globule dans
un sang trop appauvri.

Qu'une eau donc contienne des brômures, des iodures, de l'arsenic, etc., nous ne croyons qu'à l'influence de ces agents sur la peau, qu'à la modification papillaire qu'ils impriment, et beaucoup moins à leur action par absorption.

Cette manière de voir n'est point subversive, comme on pourrait le penser, de toutes les idées généralement admises sur le bain. Il ne répugne point, en effet, d'attribuer une action connue, définie, d'une eau minérale déterminée, à l'impression, à l'influence qu'en reçoit la peau par ses éléments nerveux, au lieu d'en faire honneur au passage de certains éléments minéralisateurs à travers cette même peau jouant le rôle de crible. Certains cas pathologiques, des brûlures quelquefois peu étendues, n'intéressant que la peau, déterminent une mort aussi prompte que s'il s'agissait de la lésion d'un viscère important.

L'hydrothérapie fournit tous les jours assez de preuves de l'immense retentissement, du commandement sans bornes de la peau sur les autres organes qu'elle protége aussi de son épaisseur. Ces effets n'ont jamais été rapportés à l'absorption directe des molécules aqueuses.

Les grands résultats obtenus le sont presque exclusivement par la seule modification de température. Eh bien, l'influence de la température est énorme, pourquoi refuserait-on une action analogue à l'influence de contact de telle ou telle particule saline sur le système nerveux de l'enveloppe cutanée? Le langage a consacré cette vérité. Cette eau est rude, cette eau est douce, on est bien dans cette eau, celle-ci me picote la peau, ici je dors fort bien, là je suis agité, etc. Ce n'est point par l'absorption que l'on apprécie ces divers phénomènes. Ils sont dus à l'impression, à la titillation reçue par la papille nerveuse. Au lieu donc de rechercher si tel sel introduit dans le torrent circulatoire déterminera tel ou tel effet par sa combinaison avec tel ou tel autre de nos éléments constituants, cessons de pousser l'analyse aussi loin et disons tout simplement : Cette eau excite généralement ; celle-ci calme, parce que l'ensemble des éléments qui la constituent, jouit de cette propriété. Un jour, nous saurons la part qu'il faut faire et à l'absorption et à l'imbibition, à l'hygrométricité de la peau et à son état électrique ; mais cette question est trop nébuleuse encore pour asseoir sur elle le moindre raisonnement.

Quelle que soit l'opinion qui représente la vérité, nous nous consolerons en citant les paroles de MM. Socquet et Pétrequin que l'on dirait écrites pour tranquiliser la conviction ébranlée du médecin : « Au point de vue le plus général, on doit considérer la peau non pas seulement comme un agent d'absorption alcaline ou d'exhalation, mais comme un organe dont les fonctions sont importantes à relever pour la solidarité qui l'unit à celle des autres appareils et spécialement aux fonctions digestives, et enfin comme une large surface de révulsion où se développe une suractivité physiologique qu'on peut utiliser dans la thérapeutique des eaux. »

De l'effet du bain alcalin.

SYSTÈME CUTANÉ.

Le bain alcalin de Vals est très-bien constitué pour débarrasser la peau des écailles épi-
dermiques et surtout des matières grasses onc-
tueuses, débris de sécrétion qui la recouvrent de
partout. La présence du sel de soude abondant
qui domine, produit, en effet, une lixiviation facile et immédiate. La peau, ainsi débarrassée
des diverses matières qui encombraient les
pores, fonctionne mieux et fait éprouver ce sentiment de bien-être qui accompagne le jeu normal d'un organe aussi important. La différence
du bain de Vals avec le bain d'eau douce ordinaire, au point de vue de la dissolution des matières grasses qui salissent la peau, est d'une
évidence remarquable pour celui qui expéri-
mente alternativement sur les uns et sur les
autres.

En général, le bain alcalin tempéré n'affaiblit
pas (Patissier, rapport à l'Académie 1854).

On peut dire d'une manière très générale, que le bain de Vals, non-seulement n'affaiblit point, mais qu'il découvre des forces jusque-là cachées. L'énergie est accrue, la force musculaire développée. Cet effet du bain est d'une promptitude remarquable sur certaines constitutions à fibres molles, lymphatiques.

L'excitation produite est comparable à celle du bain de mer. La minéralisation de ces derniers, aidée surtout de la basse température, agit principalement comme révulsif de la périphérie au centre. Or, le bain de Vals, quatre-vingt-quinze fois sur cent, est pris de 30 à 32°. Cette température peu élevée, la minéralisation de l'eau très importante, quoique bien moindre que celle de la mer, déterminent des effets analogues.

Ainsi la peau, au lieu de devenir, dans le bain de Vals, rouge, injectée, chaude, est froide, crispée, blafarde le plus souvent. Le baigneur doit aller courir au soleil pour se réchauffer et amener enfin la réaction. Cette manière d'administrer les bains en général, nous a paru la meilleure.

Ce n'est point le moment d'énumérer les cas

dans lesquels nous croyons devoir déroger à
cette habitude. Ces cas, qui ne laissent pas de
se présenter quelquefois, sont dépendants du
tempérament du malade, de l'âge et de l'affection à combattre.

Nous pouvons avancer comme règle, qu'une
température élevée unie à la stimulation des
particules salines du bain, détermine des accidents d'excitation générale certains, et qu'un
nombre de baigneurs infiniment restreint peut
seul supporter.

C'est après que la réaction s'est opérée, que
le bien-être se manifeste; alors la peau s'injecte
et le baigneur se trouve plongé dans ce sentiment heureux qui lui donne conscience de sa
force, de son énergie augmentées.

Cette réaction n'arrive point à un degré fixe
sans pouvoir le dépasser. C'est ainsi que quelques personnes éprouvent une agitation nocturne insolite, une démangeaison fatigante
qu'elles comparent souvent à celle que détermi-
nerait la présence d'une poignée de crins coupés en menus morceaux. Agitation nocturne,
démangeaison fatigante ne tardent pas à disparaître.

Quelques erythêmes, quelques boutons plus ou moins confluents, viennent parfois couvrir la surface des avants-bras et des parois latérales du thorax principalement, ces cas-là ne sont pas rares. En suspendant les bains un ou deux jours, ou bien encore, après un ou deux bains d'eau douce, on voit ces accidents disparaître. Le mot d'accident ne doit pas être pris en mauvaise part, car souvent de pareilles manifestations cutanées assurent la guérison de maladies sé-rieuses.

Qu'il y ait ou non absorption réelle, dans le sens propre du mot, que partant il y ait ou non dissolution de tumeurs, de graviers, etc., c'est de l'influence réactionnelle que nous devons principalement tenir compte.

La réaction, telle que nous l'entendons à Vals, n'est point le réchauffement du corps par ses seules ressources de calorique après qu'il a été mis en contact avec un liquide froid. Ici, le li-quide n'est point froid, mais sa température est assez faible pour que ce corps ait à supporter un mouvement réactionnel. Ce mouvement n'a point lieu séance tenante, dans le bain même, mais, au contraire, il se manifeste au sortir de l'eau.

Immergé dans un bain de 30 à 32°, le malade reste volontiers une heure dans une pareille atmosphère liquide. Il y éprouve les premières fois quelques légers picotements à la peau, les femmes surtout ; mais au bout de quelques minutes, les picotements font place à un bien-être réel.

Au sortir, le baigneur qui a suivi le conseil de n'ouvrir pas le robinet d'eau chaude, éprouve en se vêtissant l'horripilation générale qui est connue sous le nom de chair de poule. S'il ne grelotte point, il n'a point chaud, ses mains sont fines, savonneuses, mais froides, ses doigts décolorés ; en un mot, le baigneur est heureux de retrouver le soleil.

A cet état de concentration intérieure, succède vite un état d'expansion, si je puis ainsi dire ; c'est le moment du bien-être, de la force, notés dans tous les écrits : la peau redevient le siége d'une circulation plus active. Les mains, les doigts, les lèvres reprennent de la vie. Dès ce moment, l'effet du bain est produit. Cette réaction, ce retour de la chaleur générale attendu dans un lit au sortir du bain, serait-il préférable à cette chaleur provoquée par le jeu des muscles au grand air et au soleil?

Dans bon nombre de maladies, c'est à cet effet reconstituant du bain qu'est due la guérison, effet reconstituant analogue à celui que l'on recherche sur les bords de la mer.

Le bain alcalin pris à 30 ou 33° et pendant une heure, n'est point trouvé chaud.

Chargés en minéralisation comme ils le sont, ces bains, au lieu de provoquer immédiatement l'excitation que nous avons vu ne se produire qu'après coup, paraissent refouler la chaleur à l'intérieur et absorber, aux dépens des téguments externes, une bonne partie de la chaleur du corps.

C'est à ce dernier point de vue que leur action peut être comparée à celle que produit l'eau saline de la mer.

Cet effet étranger à l'action altérante ou excitante des alcalins reçus par l'estomac est d'un grand secours dans beaucoup de maladies. Tout ce qui est tempérament nerveux, les dyspéptiques, les chlorotiques à constitution délicate et usée, etc., qui guérissent à Vals, doivent une grande part de leur guérison à ce mode d'agir de nos eaux.

Ce moyen, nous voulons dire le bain tel que nous le décrivons, est en fait, le succédané d'un bain de mer.

En effet, si la réaction est bien le produit des efforts de l'organisme pour rétablir l'équilibre de température un moment suspendu, cette expression peut s'appliquer à l'état dont nous avons parlé, état presque général de ceux qui se baignent à Vals.

Ici comme sur la plage, pour n'envisager que ce seul côté de la question, l'effort se fait aussi du dedans en dehors. De là, cette activité des organes thoraciques pour remplacer la chaleur soustraite par le milieu dans lequel le corps a été plongé.

Plus le corps perd de chaleur, plus l'organe le premier en rang pour la produire, le poumon, le cœur développe de puissance.

Après quelques-unes de ces crises artificiellement provoquées, il semble que l'habitude de

7

fonctionner activement est contractée à tout
jamais. Les bains ont fait faire de la gymnastique à ces organes, et ceux-ci ont obéi à cette
loi physiologique en vertu de laquelle le développement d'un organe est d'autant plus considérable que l'exercice auquel il est soumis
est plus grand.

Dans les maladies chroniques, et cette classe
forme la clientèle à peu près exclusive des
eaux, les organes habitués à languir par l'affection de l'un d'eux, conservent une activité
presque nulle. Les manifestations de leurs
existences propres, dont l'ensemble constitue
la santé, sont aussi presque nulles. Ç'est de la
faiblesse générale résultant d'un seul point
malade. Que dis-je? ne voit-on pas souvent à la
suite d'une maladie qui a atteint un organe,
mais qui a cédé, cet organe conserver et im-
poser à tous les autres la faiblesse, le défaut d'activité dont l'avait frappé la maladie?
Rendez à l'un de ces organes sa force première,
forcez-le d'acquérir une activité qui rompe cette
harmonie morbide, et celui-là entraînera le plus
souvent tous les autres dans ce tourbillon de

fonctions accomplies qui constitue l'état de santé.

Que fait le phthisique quand survient le dégoût pour les aliments? il dépérit à vue d'œil. Que fait le médecin pour suspendre cette marche fatale? il cherche à réveiller cet estomac fatigué. Si cet organe recouvre ses fonctions, les forces générales se ranimeront encore jusà ce que le poumon détruit détermine une asphyxie mortelle.

A la suite de chagrins, de préoccupations constantes, l'appétit a disparu insensiblement. Le malade n'éprouve plus le sentiment de la faim, son corps s'amaigrit, les forces diminuent, l'intelligence elle-même s'affaisse.

Quelques immersions froides, dans de l'eau chargée en principes salins comme l'eau de la mer, exciteront la peau, y feront affluer plus activement le sang que les organes thoraciques prépareront et lanceront aussi avec plus de force. L'appétit se sera accru chaque jour, les forces auront suivi, et l'intelligence pourra s'exercer comme autrefois sur toute espèce de sujets. Cependant, chagrins et préoccupations persistent encore, mais le malade se sent plus fort qu'eux.

Ce que nous disons du bain de mer, appliquons-le à l'eau de Vals. Nous savons que prise en bains elle détermine aussi sa réaction propre, réaction moins énergique que la première, mais qui n'en est pas moins d'une grande valeur.

A Vals, nous combinons deux modes de traitement distincts : action sur la peau, action par l'ingestion directe du liquide médicamenteux. Ces deux modes, s'ils sont parfois superflus, ont dans d'autres circonstances une utilité des plus grandes.

Je veux parler de l'eau de Vals prise à l'intérieur en boisson. Il semble, en observant ce qui se passe dans l'organisme en traitement, que certains remèdes possèdent une propriété spéciale pour aller trouver et guérir l'organe malade. Au fond, cela ne se passe pas ainsi ; le remède, s'il est excitant, par exemple, excite tous les systèmes ; mais le système le plus faible étant le plus impressionnable, ce sont ses modifications qu'il est donné de constater les premières, parce que sa résistance est nulle, tandis que la résistance des autres systèmes offre une barrière insurmontable, et leur permet de n'être influencés en aucune façon.

Cette appréciation permet de mieux comprendre cette loi posée par M. Patissier, loi en vertu de laquelle tout modificateur va de préférence aboutir à l'organe souffrant ou à l'organe relativement plus faible.

Les eaux, disait Bordeu, *frappent à toutes les portes ;* n'est-il pas naturel que la moins solide soit la première ouverte ?

Appliquez cette manière de voir aux eaux alcalines : quelques verrées de ce liquide excitateur pourront aller se briser, dans leur action, contre un cœur et un système circulatoire solidement établi, contre un système absorbant à l'abri de toute attaque. Votre malade ne donnera rien de changé touchant le pouls, rien même touchant la quantité ou la qualité des urines ; et cependant son estomac tout à l'heure hostile à l'entrée de tout aliment, intolérant pour toute matière à digérer, va transmettre au cerveau ses dispositions nouvelles. Le malade croira avoir faim, il vous témoignera cette sensation, et la digestion suivante vous apprendra que cette sensation n'était point vaine.

Grâce aux mouvements réactionnels du bain, grâce à cette sorte de gymnastique imposée simultanément à la peau et à l'estomac d'un côté, les poumons font effort pour donner à la peau sa chaleur soustraite ; le cœur transmet avec plus d'énergie les fluides venant des poumons, puis enfin, l'estomac est sollicité pour donner un aliment à cette nouvelle vie.

De l'autre côté, l'estomac mis en présence d'un liquide d'abord légèrement excitant comme l'eau du 2⁰ groupe, puis successivement plus apéritif, plus excitant encore comme l'eau du 1ᵉʳ groupe, est comme forcé de sortir de l'inaction dans laquelle il se trouve depuis longtemps.

Le lendemain, un pas nouveau est fait sous l'influence de nouvelles doses. Bientôt ce qui importunait la veille est supporté le lendemain, et les anciennes habitudes s'effacent. De bonnes qualités d'aliments finissent par être élaborées, leurs sucs se répandent dans l'économie, traînant avec eux la vie nouvelle.

Telle est l'interprétation que nous donnons au mode de guérison d'un grand nombre de maladies. En traitant de chaque maladie spéciale, nous aurons soin de tenir compte de l'action intime de l'eau de Vals sur telle ou telle maladie spéciale. Nous avons cru devoir exposer ce procédé de traitement dont on ne parle pas assez, parce que l'on est préoccupé principalement des effets dus à la composition chimique des eaux.

Le corollaire de ce qui précède consiste en un regret que je voudrais n'avoir pas à formuler. Je voudrais à Vals des piscines froides où les malades pussent se livrer aux efforts de la natation comme ils le font aux bains de mer.

Les eaux de Vals, par leur densité, produiraient certainement des effets analogues à ceux de la mer, et seraient peut-être plus généralement applicables à cause des mouvements réactionnels moins énergiques qu'elles détermineraient.

De ce que nous avons dit en assimilant une des actions du bain de Vals à celle du bain de mer, il ressort naturellement que les bains alcalins sont efficaces contre l'affaiblissement morbide des fonctions cutanées, et par conséquent, contre bon nombre de dermatoses que cet affaiblissement tient sous sa dépendance.

Les eaux de Vals sont loin d'avoir pour spécialité de guérir les maladies de la peau ; aussi n'est-ce qu'au hasard que nous devons d'observer, par intervalles éloignés, leur application à un tel traitement.

Il serait mieux d'énumérer ici les formes pathologiques qu'une cure à Vals peut guérir, si elles sont liées à une affection viscérale tributaire des eaux de Vals. C'est le *sublata causa*. . . .

En parlant de la Dominique, nous aurons à ajouter quelques observations à ce sujet.

Appareil digestif.

L'ingestion de l'eau de Vals donne lieu à une sensation agréable au palais, et à des retours de gaz acide carbonique rappelant ceux du Champagne. Après quelques jours de son usage, les baigneurs éprouvent, les uns au bout de quinze jours, les autres au bout de vingt ou trente jours, une sorte de dégoût insurmontable : il leur semble que tout ce qu'ils ingèrent est alcalin. Lorsque cette disposition de l'économie apparaît, ou bien, nous renvoyons les malades, ou bien encore, nous leur faisons suspendre l'usage de toute boisson.

Cette aversion pour toute boisson alcaline tient-elle exclusivement à la formation d'ammoniaque par la réaction du bicarbonate de soude sur nos humeurs ? nous ne le pensons pas. Nous pensons, au contraire, que cette saturation est un phénomène analogue à celui que présentent fréquemment les convalescents, par exemple, qui dévorant pendant quelques jours un aliment exclusivement à tout autre, finissent par avoir pour lui une aversion excessive, soit qu'il faille l'ingérer, soit qu'il faille seulement en supporter la vue.

S'il n'y avait dans cette superplénitude, dans cette saturation, qu'un phénomène chimique, il semble qu'elle devrait se produire beaucoup plus tôt, car l'usage de l'eau de Vals à la dose de quatre à six verres par jour, est bientôt suivi d'urines fortement ammoniacales, dont la présence est loin de coïncider avec le dégoût dont nous parlons.

Quoi qu'il en soit, c'est au médecin à prévenir ou du moins à éloigner le moment de la saturation, en faisant suspendre l'usage des bicarbonatées à certains intervalles. A Vals, il nous arrive fréquemment de prescrire l'usage de la Marie pendant un ou deux jours, pour reprendre ensuite les eaux fortes quand l'affection à combattre est de nature à réclamer un traitement prolongé.

En parlant de la Marie, nous verrons qu'elle ne provoque pas ce dégoût, quoiqu'elle soit susceptible de produire une certaine décomposition dans les urines, qui se traduit aussi par l'odeur ammoniacale. Du reste, l'urine est le liquide excrété le premier influencé dans ses propriétés physiques apparentes. Bien avant que les malades ne se soient aperçus de dégoût, d'aversion, de mauvaise odeur enfin, attachés à ce qu'ils ingèrent, ils nous ont déjà témoigné leur surprise de voir leurs urines revêtir une odeur si pénétrante, que les tables de nuit des hôtels conserveraient cette odeur d'une saison à l'autre, si des soins de propreté minutieux ne leur étaient appliqués.

La Dominique nous a paru, dans plus d'un cas où elle se trouve également applicable, détruire promptement ces réactions ammoniacales. La théorie fait pressentir un tel effet, mais notre expérience n'est pas étayée sur des faits assez nombreux pour pouvoir rien affirmer à ce sujet.

En 1854, dans un rapport à l'Académie, M. Patissier s'exprimait de la manière suivante sur les eaux de Vals : « Dans l'état de santé, « l'eau de Vals prise en boisson augmente « l'appétit, rend la digestion plus facile, régu- « larise les évacuations alvines et produit par- « fois un effet purgatif. La circulation devient « plus active, la peau plus chaude. Il se mani- « feste un sentiment de force et de bien-être « inaccoutumé. Quelques verres de cette eau « suffisent pour rendre alcalines les sueurs et « les urines qui sont naturellement acides. »

Nous n'avons qu'à nous ranger du côté de pareilles déclarations.

L'expérience prouve, en outre, que l'écono-

mie peut contracter à l'égard des eaux fortes ou
faibles de Vals, une tolérance vraiment surprenante. Ainsi, un grand nombre de personnes
peu aisées du village de Vals consomment, toute
l'année durant, la Marie ou la Saint-Jean, à table, exclusivement à toute autre, et n'en sont
nullement incommodées. Je tiens de leur bouche
que l'usage de cette eau les fortifie plus que
l'eau douce ordinaire et rend moins sensible la
privation du vin.

Voici un fait qui suffirait à lui seul à réfuter
ceux qui redoutent la cachexie alcaline :

Je connais un ménage composé de six personnes adultes qui font un usage continuel de la
Chloé : il y a également deux enfants dans la
maison qui suivent le même régime. Grands et
petits s'y portent bien.

Une fille de vingt-huit à trente ans, qui, il y a
une dizaine d'années, fut atteinte d'accidents
chlorotiques, se porte aujourd'hui fort bien et peut
présider aux embarras d'une grande maison
d'exploitation. Tous les jours, depuis vingt ans,
elle prend la Chloé comme eau ordinaire.

La mère, décédée dans un âge avancé, femme

catarrheuse, s'il en fut, éprouvait chaque hiver une recrudescence dans son état. L'usage de la Chloé ne paraissait influencer en rien la marche de cette affection chronique.

Dans cette même maison, se trouve une jeune femme mère de trois beaux enfants qu'elle a nourris de son propre lait. Cette personne, entrée dans la famille en qualité de bru, aime l'eau minérale par dessus toutes les autres. Quoique arrivée là sans être habituée à son usage, elle en a consommé en grande quantité sans accident appréciable.

Ne devant point parler ailleurs de l'action de l'eau de Vals sur la sécrétion lactée, j'insère ici cette particularité qui se trouve contredire certain fait publié dans la *Gazette des Hôpitaux*. Ce fait concernait des vaches qui, ayant contracté l'habitude d'aller se désaltérer à une source d'eau alcaline, perdirent promptement leur lait.

Ajoutons encore que tout ce personnel, qui ne se désaltère qu'avec de la Chloé, n'emploie aucune précaution pour la boire dans les meilleures conditions. Cette eau est simplement puisée, en effet, dans une bouteille de la capacité de trois litres dépourvue de tout bouchon et déposée dans la cuisine, où chacun vient se désaltérer à tour de rôle.

Si l'acide carbonique rend l'eau plus digestible, la Chloé ainsi employée devrait provoquer de fréquentes indigestions; or il n'en est rien.

J'ai consulté bien des fois divers membres de cette famille, et des renseignements que j'ai recueillis, je crois être en droit d'avancer que chacun d'eux boit, en moyenne, deux litres de Chloé par jour.

Les ouvriers qui viennent surtout en été, leur aider dans l'exploitation de leurs champs usent comme eux d'abondantes quantités de Chloé, et il ne paraît pas que cet usage ait jamais amené d'accidents graves.

Or, deux litres de Chloé par jour, pendant 365 jours, c'est plus de dix grammes de bicarbonate de soude par jour, soit plus de 3,650 gr. par an; hâtons-nous d'ajouter que la nature ne le sert pas seul, et que, sans aucun doute, les éléments minéralisateurs qui l'accompagnent lui font jouer un rôle différent de celui qu'il jouerait, s'il était isolé.

On a beaucoup dit que les eaux alcalines de
Vals, de Vichy, constipent au début. Notre expérience personnelle, au contraire, nous conduit à
formuler un autre jugement en ce qui concerne
les eaux de Vals. Nous pensons, en effet, que si
l'on tenait un compte exact des effets produits
sur les baigneurs dans la première semaine de
l'usage des eaux, on arriverait à ce résultat
qu'elles sont indifférentes, c'est-à-dire qu'elles
ne purgent pas, ni qu'elles ne constipent pas.
Nous répétons que c'est là leur effet le plus général.

Un homme bien portant peut ingérer de quatre à huit verres d'eau de Vals sans pour cela
être menacé de constipation ; mais lorsqu'un
dyspeptique, un gastralgique qui, toute l'année,
a usé et abusé de lavements, vient se traiter à
Vals, il y arrive souvent avec l'idée préconçue
que les eaux vont mettre un terme prompt et
décisif à la paresse intestinale dont il est atteint.

En général, les malades réclament de ces
eaux une action purgative qu'elles n'ont pas.

Il arrive alors que les eaux, au lieu de pousser aux selles dès les premiers jours, laissent le

malade dans l'état où il était en arrivant. Ce n'est
que lorsque les digestions améliorées ont fourni
des matières autrement élaborées aux intestins,
que l'afflux des sucs qui concourent aux divers
actes de la digestion a été amélioré; ce n'est
qu'alors, disons-nous, que les résidus sortent
avec facilité et qu'en définitive, la constipation
est vaincue.

Le médecin a bien des fois l'occasion de prêcher la patience à ces ventricoles, qui ne voient
de leur corps que la partie abdominale, l'offi-
cine de tous les maux, comme le disait Fabre.

Les selles arrivent souvent spontanément et
sans souffrance, après l'usage de quelques jours
de eaux de Vals. Parfois, cependant, même
lorsqu'elles ont été prises à doses modérées,
leur action se manifeste par des symptômes
assez pénibles.

Chaque année, nous voyons quelques malades pris d'anorexie, de malaise général, de
douleur violente dans l'abdomen. Cette douleur
offre un caractère presque constant, en ce qu'elle
siège autour du nombril. La scène paraît se
passer plutôt dans les petits intestins que dans

l'estomac ou le gros intestin. Cette douleur est térébrante, et son retentissement sur l'économie est immense. Les malades offrent une pâleur livide, sueur froide, angoisses, tous les symptômes, en un mot, d'un empoisonnement par certaines substances. Mais bientôt les symptômes prennent un autre caractère. Des selles liquides ou semi-liquides font irruption au dehors, et le malade, notablement soulagé, retrouve bientôt son bien-être.

Ceux qui aiment à boire de grandes quantités d'eau plutôt par un sot sentiment de bravade que par un vrai besoin, paient souvent par ces accidents, l'imprudence d'une telle conduite; néanmoins, nous avons pu constater ces accidents chez ceux qui ne s'écartaient pas des prescriptions du médecin.

Si, d'une manière générale, nous avons pu dire que les eaux de Vals n'avaient ni action purgative ni échauffante marquée dans les premiers jours, nous pouvons dire aussi d'une manière non moins générale, qu'une cure ne se passe pas à Vals sans qu'il ne se manifeste, un moment ou l'autre, des évacuations liquides

accompagnées souvent de douleur. Ce phénomène est connu par les baigneurs sous le nom
chéri de *effet des eaux, les eaux m'ont trouvé.*

Mais pour être *trouvé par les eaux*, il faut
parfois attendre plusieurs jours, et beaucoup,
brûlant d'arriver au terme, ne craignent pas de
s'ingérer des quantités énormes de liquide. Ces
doses, prises coup sur coup, sans aucune préparation du tube digestif, provoquent souvent
des gonflements pénibles, du dégoût, et rien de
plus. Au contraire, l'estomac surchargé devient
comme inerte et plonge les buveurs imprudents
dans une anxiété profonde. Nous avons été souvent le témoin de ces états dans lesquels toutes
les fonctions paraissent suspendues. Outre cette
sensation d'inertie du tube digestif, le malade
constate avec effroi l'inertie complète des reins.
Pas une goutte d'urine ne vient annoncer que
les vaisseaux absorbants continuent leur minis-
tère. Les malades terrifiés sont privés de la satisfaction de voir les eaux passer soit par les
urines, soit par les selles, soit même par la sueur,
car leur corps a, dans ces cas, de la tendance à
se refroidir. A cet état de violent malaise suc-

cède enfin la débâcle, et après quelques bonnes tranchées, tout rentre dans le calme.

Quand un baigneur se plaint que les eaux ne passent point, que les selles continuent à être rares ou même qu'elles le sont devenues davantage, nous réussissons en général à vaincre cette constipation en variant l'usage des sources. Nous avons constaté souvent, en effet, qu'en alternant on obtient plus facilement des effets évacuants.

A ces moyens efficaces contre la constipation, ajoutons l'usage des douches ascendantes froides. Trop souvent les malades arrivent à Vals armés de clysopompes avec lesquels ils s'injectent chaque jour de l'eau tiède. Cette méthode ne sert qu'à diminuer la tonicité des membranes du gros intestin et à perpétuer sa paresse. Aussi, n'est-ce pas un des moindres bénéfices obtenus par les malades que celui de perdre ici cette mauvaise habitude, en remplaçant l'eau tiède par l'eau minérale froide. Après quelques jours de cette pratique, nous voyons le plus souvent l'intestin reprendre ses fonctions, la rétention stercorale disparaître et les malades débarrassés d'une habitude qui offre bien des inconvénients.

Avant de clore la liste des modifications éprouvées par le tube digestif, il est bon de parler des influences atmosphériques sur les baigneurs.

L'identité de nos eaux avec celles de Vichy doit faire pressentir qu'à Vals comme à Vichy, les même symptômes se présentent. Qu'ils soient dus ou non, en totalité ou en partie, aux variations de pesanteur atmosphérique, nous avons constaté souvent que par un temps d'orage, les eaux sont beaucoup plus mal supportées. Aussi, est-ce une prescription devenue banale de notre part, de réduire considérablement, les jours où le temps est *malade*, le volume de l'eau ingérée. C'est le seul moyen de prévenir des accidents de cause complexe. Nous pensons, en effet, que si d'un côté la pesanteur atmosphérique diminuée rend les eaux moins gazeuses, et partant moins digestibles, il faut d'autre part tenir compte sérieux de l'influence que le temps d'orage exerce sur l'économie entière : chacun sait combien l'on est mal disposé dans ces jour-

nées chaudes, étouffées, qui précèdent l'orage.
La lourdeur de l'atmosphère, la respiration d'un
air chaud, peu renouvelé, rendent le corps paresseux, chaque mouvement pénible. L'appétit
se suspend, tandis que la soif se réveille pour
suppléer aux sueurs profuses dont on est couvert. De là diverses causes d'accidents, quantité
plus grande de boisson ingérée, atonie, nerveuse si l'on veut, du tube digestif.

Appareil urinaire.

Il n'est pas étonnant que les urines augmentent chez les baigneurs. Ingérant un ou deux
litres d'eau minérale par jour, se baignant une
heure par jour, c'est-à-dire absorbant de l'eau
par l'enveloppe cutanée, ou peut-être empê-
chant seulement par ce moyen la perspiration
cutanée de s'effectuer, les malades voient forcément s'échapper par les reins cet excédant
liquide.

Il n'est point rare cependant de rencontrer
à Vals des personnes chez lesquelles l'urine
n'ait point augmentée de quantité de tout le

temps de la cure. Leurs quatre ou cinq verrées par jour, passent inaperçues et ne provoquent aucun changement. Il m'a semblé qu'en général, ces personnes offraient les attributs du tempérament nerveux. On sait que beaucoup d'entre elles témoignent une répugnance prononcée à ingérer l'eau minérale.

Mais la grande majorité des baigneurs urine au contraire très abondamment dès le lendemain du traitement. Cette diurèse s'accompagne quelquefois d'un peu de douleur dans la région du col de la vessie. A chaque émission d'urine, se manifeste une certaine épreinte, inconvénient léger qui disparaît promptement.

Cette irritation du col vésical s'étendant par contiguïté de tissus jusqu'aux corps carverneux, devient une cause d'érection rarement gênante, mais parfois très surprenante.

Bien des hommes d'un certain âge sont venus me faire leurs confidences à cet égard : les uns effrayés d'un phénomène qu'ils ne connaissaient plus depuis longtemps ; les autres, enchantés d'un retour de virilité auquel ils ne s'attendaient plus. Pour ce cas, l'eau de Vals est la véritable eau de Jouvence.

Il est à présumer que les phénomènes dont nous parlons ici sont dus à une diminution dans la sécrétion muqueuse normale, diminution qui marquerait le premier degré de l'irritation.

Nous avons dit ailleurs la décomposition caractéristique que subissent les urines sous l'influence des eaux alcalines. Les composés ammoniacaux qui résultent de cette décomposition rendent celles-ci très odorantes et promptement troublées dans leur transparence.

Ces dépôts muqueux, boueux dans les urines, ainsi que ces dégagements ammoniacaux ne durent point tout le temps de la cure. Après quelques jours de crise, on voit le plus souvent les urines reprendre leur transparence et perdre leur mauvaise odeur.

Le baigneur de Vals est, dans l'immense majorité des cas, forcé d'uriner beaucoup plus que chez lui. Presque tous satisfont au moins une fois par nuit à ce besoin, tandis que habituellement ils n'étaient pas dérangés dans l'intervalle du coucher au lever. L'alcalisation de l'urine s'obtient très facilement à Vals. Bien des fois, j'ai vu trois verrées de la Chloé rendre mes urines alcalines deux heures après leur ingestion.

Profitant des recherches de M. Durand-Fardel sur ce point, exécutées plus facilement dans un hôpital que je ne puis le faire personnellement, j'ai observé des résultats identiques aux siens, toutes les fois que j'ai répété quelques-unes de ses expériences.

Du reste, jamais le degré plus ou moins concentré d'alcalinité des urines n'a été recherché à Vals pour déterminer l'état du malade. Nous administrons nos eaux comme un autre médicament, et c'est l'état général du malade, l'état de chaque organe en particulier, les observations personnelles surtout que nous consultons pour nous guider dans la direction du traitement.

Appareil génital.

L'excitation produite sur le col vésical par les eaux minérales provoque souvent des érections chez l'homme, c'est là un fait que nous avons mentionné et qui n'est point rare à Vals. Néanmoins, l'accoutumance survient bientôt et nous n'avons pas remarqué qu'il restât beaucoup de cette nouvelle acquisition de forces locales ; il est vrai que nous n'avons pas observé un seul cas de faiblesse, disons d'inertie complète.

Chez la femme dont l'appareil génital reçoit plus directement, plus topiquement l'action de l'eau minérale, il arrive un phénomène que j'ai observé souvent ; le bain provoque un flux leucorrhéique chez un certain nombre.

Ce résultat doit être attribué au contact de l'eau minérale, car nous n'observons pas pareil effet quand l'eau est exclusivement ingérée par la bouche. Il nous a été donné de constater, dans bien des occasions, que des femmes n'ayant aucune perte appréciable étaient prises de ce flux leucorrhéique le soir même, si elles prenaient le bain le matin. C'est encore un effet qui n'a point de durée. En parlant des maladies de la matrice, nous reviendrons sur l'action des eaux dans les leucorrhées.

Dans quel sens est modifiée l'époque menstruelle par les eaux? Nous n'avons pas de réponse catégorique à cette question. Nous avons vu, il est vrai, cette époque devancer plutôt que reculer, mais nous avons eu presque toujours à en accuser la température trop élevée du bain.

En résumé, l'action de l'eau de Vals sur l'appareil génital de l'homme et surtout de la femme est d'une haute importance. Nous verrons plus loin quelles sont les heureuses applications que l'on peut en faire.

Système nerveux.

La stimulation inhérente à l'usage des eaux de Vals provoque des effets variables selon la susceptibilité des individus qui s'y soumettent. On peut dire que chaque organe est influencé à sa manière. Tel, par exemple, souffrira de battements de cœur insupportables, tel autre de gonflements abdominaux. A propos de la *Marie*, nous citerons des observations qui prouvent la sédation dont elle jouit dans certains cas.

Les phénomènes d'ivresse, de vertige dont nous avons déjà parlé aussi, prouvent surabondamment cette action sur les nerfs.

A part le dégoût profond, insurmontable qui

succède à l'usage prolongé des eaux alcalines,
nous n'avons pas remarqué à Vals cette agitation générale que note M. Barthez pour les eaux
de Vichy. Je pense qu'il a pu prendre pour
excitation générale, tenant à l'usage des eaux
minérales, ce malaise que nous avons vu être le
résultat de la satiété, de la saturation alcaline.

Loin d'observer pareils phénomènes sur les
baigneurs de Vals, nous remarquons, au contraire, que leurs forces vont se développant de
plus en plus; leur appétit et la facilité de leurs
digestions suivent nécessairement et fortifient
cet état. Les promenades champêtres à pied ou
en voiture, les causeries à l'ombre de nos immenses châtaigniers, les relations agréables
contractées pendant vingt ou trente jours du
même asile, du même toit et surtout des mêmes
besoins de se communiquer ses sensations, ter-
minent, en général, dans de douces dispositions
du corps et de l'âme, la cure par nos eaux.

MM. Prunelle, Durand-Fardel, avaient très
justement fait la remarque à propos des eaux
de Vichy, remarque qui s'applique de tous
points aux eaux de Vals, que la propriété fon-

damentale des eaux alcalines paraît être d'accroître l'innervation dans tous les organes sous-
diaphragmatiques; que ces eaux exercent une
action spéciale sur le nerf grand sympathique,
par l'entremise de la peau et surtout de la muqueuse gastro-intestinale; que c'est à proprement parler une action révulsive, mais douée
d'un caractère spécifique ; que cette influence
se déploie sur tout le système abdominal, qu'il
s'agisse de l'inertie du foie, de l'estomac, de
l'intestin, de la vessie ou de tout autre organe ;
qu'enfin ces eaux peuvent réussir même contre
l'inertie de l'appareil reproducteur (JAMES).
(PÉTREQUIN et SOCQUET, page 98.)

Appareil vasculaire sanguin.

L'eau de Vals retentit d'une manière différente sur l'appareil vasculaire sanguin, selon
qu'elle est administrée en bain ou en boisson.

Nous avons vu combien, administrée en bain,
elle était stimulante; nous avons noté surtout
l'action primordiale de l'eau, cette action de
concentration qui ne tarde pas d'être suivie de

la période de réaction, période dans laquelle le malade éprouve cette force, cette énergie, ce bien-être inaccoutumés : nous en avons parlé ailleurs.

Ingérées dans l'estomac, les eaux fortes de Vals impriment aussi à l'économie une stimulation également primordiale. La circulation devient plus active ; il n'est pas rare que cette activité se traduise par des palpitations menaçantes. A un degré de stimulation moindre, le malade se sent plus dispos, la peau devient plus chaude, la sueur est notablement accrue.

Cette excitation est surtout marquée sur ceux qui, offrant quelques lésions du côté des voies respiratoires, s'opiniâtrent à boire à longs traits l'une de nos sources fortes.

Depuis que je remplis les fonctions de médecin-inspecteur, j'ai retenu surtout l'exemple de deux malheureux malades, l'un atteint d'hypertrophie du cœur, l'autre de pneumonie chronique : ils provoquèrent par leurs abondantes libations alcalines une hémoptysie qui marqua le début d'une période d'acuité dans leur affection et les conduisit promptement au tombeau.

Ici, l'action néfaste de nos eaux fut manifeste.

Quant aux effets de dissolution du sang dont on fait encore si grand bruit dans certains ouvrages, je m'en suis expliqué ailleurs; j'ai même cité l'exemple d'une nombreuse famille qui boit usuellement la Chloë sans inconvénient. Je n'ai rien vu dans ma pratique à Vals qui ressemblât à la cachexie alcaline; et cependant on m'indique souvent de ces héros qui reviennent chaque année boire pendant une quinzaine de jours, trente et quarante verres par jour, c'est-à-dire, huit ou dix litres d'eau, c'est-à-dire encore 50 ou 60 grammes de carbonate de soude. Nous avons dit à quels accidents abdominaux s'exposaient de tels buveurs. Il serait étrange que le liquide qui porte la vie dans toutes les parties de la femme chlorotique, pût rendre directement et par sa composition propre, le sang du pléthorique semblable à celui du cachectique qu'il vient de guérir.

Qu'en agissant sur les solides et les liquides de l'économie, l'eau de Vals puisse corriger le vicieux principe en vertu duquel tel devient obèse sans manger plus qu'un autre ; qu'elle introduise chez celui-là, tel changement dans la digestion ou l'assimilation, d'où résultera la disparition de cette tendance à l'obésité, nous l'accordons ; mais vouloir faire fluidifier un sang comme on fluidifierait des matières albumineuses dans une cornue, c'est invoquer une chimiatrie sans fondement.

Pour nous, nous comprenons qu'il y ait grande analogie d'action de l'eau de Vals, soit qu'elle rende au cachectique la vigueur qui lui manque, soit qu'elle retranche de l'homme pléthorique ce superflu qui constitue une infirmité. Chez l'un comme chez l'autre, il y a erreur d'assimilation. Comment cette erreur est-elle corrigée ? je l'ignore, mais le fait persiste.

En consultant l'analyse chimique de nos diverses sources, on trouverait certainement tel agent qui expliquerait le résultat obtenu. Le fer de nos eaux, par exemple, guérit la chlorose, mais quelle est la chlorotique qui n'a pas consommé du fer en quantité avant de se rendre à Vals ? Eh bien, quinze jours de l'usage de ces eaux font à elles seules ce que des années n'ont pu faire à domicile avec les préparations martiales, en apparence les mieux appropriées.

La Chloé contient du manganèse, à combien de malades n'a-t-on pas administré ce médicament?

Il y a, soit dans la composition des eaux minérales, soit dans leurs effets thérapeutiques, une influence qui doit les faire considérer comme un corps simple à effets certains. Elles doivent être considérées comme agissant par leur tout, et non séparément par chacune de leurs parties constituantes.

CHAPITRE VII.

IIe GROUPE.

SOURCES **VICTORINE, SAINT-JEAN, MARIE.**

Réunion de sources minérales bicarbonatées sodiques, à composition *moyenne* et *faible*, le 2e groupe des eaux de Vals est au moins aussi important que le 1er, si l'on en juge par la consommation qui en est faite. Le chiffre auquel s'élève l'exportation annuelle de ces eaux est en effet très considérable, et place la station de Vals sur un rang très avantageux parmi les autres stations françaises. Ce 2e groupe représente à Vals un élément de traitement que Vichy ne possède pas. C'est à l'existence de ce deuxième groupe à Vals, et à son absence à Vichy, que doit se rapporter ce regret consacré par M. Durand-Fardel dans son *Traité des Eaux minérales* : « La minéralisation des eaux « de Vals a beaucoup d'importance, dit-il, peut- « être même sa richesse ne serait-elle pas « sans inconvénients dans beaucoup de cas « où les eaux bicarbonatées sodiques se « trouvent indiquées. Nous inclinons d'autant « plus à le penser, que les eaux de *Vichy* nous « ont paru dans plus d'une circonstance trop « minéralisées elles-mêmes. »

Grâce à cette disposition avantageuse de la nature qui a doté Vals des eaux du 2e groupe, la lacune qui existe à Vichy est bien et dûment comblée à Vals.

S'il était de notre domaine de faire une in-

9

cursion dans l'avenir, il nous serait facile de prouver qu'un jour, le jour où une installation intelligente aura doté la station de Vals d'un établissement convenable, Vals ne sera pas seulement le *Vichy du midi de la France*, mais qu'il sera le résumé de bien d'autres établissements distincts et séparés sur le globe. Les éléments existent, on n'a qu'à les prendre et à les appliquer à la thérapeutique : eaux bicarbonatées les plus fortes connues, eaux moyennes, eaux faibles, eau reconstituante et fébrifuge, immenses échappements |de gaz acide carbonique. Que manque-t-il ? une main organisatrice pour donner un but à tant de ressources perdues.

SOURCE **VICTORINE.**

Nous avons peu de choses à dire sur cette source mal captée, d'un débit insignifiant. |Elle est distribuée aux malades au moyen d'une pompe aspirante et foulante dans laquelle elle séjourne.

Elle est alcaline, moins fraîche que les autres,

moins gazeuse. C'est peut-être à ces conditions réunies qu'elle doit d'être tolérée plus aisémen par des estomacs sur lesquels les sources plus fortes produiraient trop d'excitation. Puisée dans la maisonnette où est disposée la pompe, elle nous a paru moins excitante et plus facilement tolérée.

Nous ne saurions affirmer que la Victorine d'aujourd'hui soit bien la source dont les échantillons ont été analysés au sein de l'Académie.

Quoi qu'il en soit, il serait injuste de méconnaître les services déjà rendus par cette source. Nous reconnaissons que bien des malades dont la basse température des autres sources, leur excès d'acide carbonique empêchaient de suivre un traitement, l'ont entrepris et mené à bonne fin pour en retirer le plus grand avantage.

SOURCE SAINT-JEAN.

La source Saint-Jean est une source moderne. Elle a trois ou quatre ans de date. Très fraîche : 13 à 14 degrés.

Son analyse exécutée au sein de l'Académie, en 1862, la range parmi les bicarbonatées mixtes. Comparée aux autres sources de Vals, dont l'analyse nous est connue, on ne peut se défendre d'un certain étonnement en voyant combien est grande sa proportion de principes calcaires. Sans doute, la soude domine encore, mais elle est fortement tempérée par la présence du bicarbonate de chaux.

Cette circonstance n'a pas un but de curiosité, elle nous a servi plusieurs fois déjà, et a dirigé notre traitement dans bien des cas.

On sait combien sont supportées avec facilité les eaux calcaires; eh bien! la composition que je puis appeler mixte de la Saint-Jean, la rend également plus supportable que les autres, dans quelques cas déterminés. Cette propriété revient, dans ma pensée, à la plus grande proportion de bicarbonate calcaire qu'elle renferme.

Exploitée par un propriétaire intelligent et qui, en fin de compte, concilie parfaitement ses intérêts avec ceux du public, la source Saint-Jean n'a pas tardé de prendre dans notre établissement une importance très considérable. Elle est

aujourd'hui l'objet d'une exportation qui augmente de jour en jour.

Son débit est un des plus grands. Elle est
fort bien captée, ce qui lui assure une composition toujours identique.

Nous aurons à parler souvent de la Saint-Jean,
ses propriétés physiques se rapprochent des
autres, ses voisines. Sursaturée d'acide carbonique, elle est fort agréable à boire, et supporte
très bien le transport. Sa faible minéralisation
en fait une eau de table ou une eau médicinale ;
associée au vin, elle n'en trouble la transparence que lorsqu'il est fortement chargé en
couleur.

Je me suis assuré dans bien des cas qu'elle
est mieux supportée que les autres, dans ces
états morbides où une certaine susceptibilité des
intestins expose à des alternatives de diarrhée
et de constipation fréquentes.

La Saint-Jean est une bonne fortune pour
Vals. Née d'hier, pour ainsi dire, elle nous a
paru répondre à toutes les indications que sa
composition faisait pressentir. Intermédiaire à
la Chloé et à la Marie, elle tient des deux. C'est

au médecin à utiliser ses propriétés spéciales.

Pour terminer l'histoire des sources du 2ᵉ groupe, nous avons à parler de la source Marie. Nous devons prévenir le lecteur que les considérations générales qui suivront, considérations nécessitées par l'action spéciale des eaux de ce groupe, tout en se rapportant plus directement à la Marie, nous ont été inspirées aussi par l'action thérapeutique de la Saint-Jean.

SOURCE MARIE.

La composition chimique de cette source la met au dernier rang des sources de Vals.

Elle lui doit d'être très distincte de toutes les autres. Comme la Marquise, sa contemporaine, la Marie a servi à fonder la réputation de notre station. Séparées seulement par les eaux de la Volane, ces deux sources, on peut le dire, résument en elles, avec la Dominique, toutes les sources de Vals ; elles ont des équivalentes, mais non des supérieures.

La Marie est froide, limpide, sans nul dépôt. L'abondante quantité d'acide carbonique dont elle est sursaturée en fait une boisson délectable.

Elle sort en bouillonnant, comme les autres sources, dans une sorte de petit bassin naturel creusé dans la roche quartzeuse et feldspathique. Son exportation est très considérable. C'est à cette fontaine que nous paraît revenir la plus grande part des bons résultats obtenus par les malades. L'usage général que chacun fait de cette eau à table dispose merveilleusement les voies digestives à recevoir et à élaborer les matières nutritives dont l'assimilation restitue la santé.

Se mariant fort bien avec le vin dont elle ne trouble pas la transparence, au sirop avec lequel elle fait une agréable limonade, elle est également utile aux malades et aux gens du monde qui en usent par pur plaisir.

La Marie est l'eau de Seltz de la contrée, prise à la source ou plusieurs années après son embouteillage, elle offre la même transparence et nulle trace de dépôt.

Je suis témoin tous les jours de ces retours surprenants d'appétit sur les dyspeptiques avant même que le traitement hydro-thermal, proprement dit, soit commencé.

Combien de malades qui, annuellement, retourneraient chez eux dans le même état parce qu'ils ne pourraient supporter les doses les plus faibles des eaux du 1er groupe, et qui, après quelques jours de l'usage de la Marie, soit seule, soit coupée avec de l'eau de poulet, du lait, etc., sentent leurs forces digestives se réveiller, puis s'accroître et peuvent bientôt s'adresser à des sources franchement alcalines !

Avant de dire ce que nous a appris notre propre expérience touchant les propriétés thérapeutiques des eaux du 2e groupe et surtout la Marie, citons une phrase de Madier qui prouvera l'usage que l'on savait en faire déjà au xviiie siècle. Ce médecin attribuait, en effet, à cette source « des propriétés anti-spamodi-
« ques, rafraîchissantes, diurétiques, apériti-
« ves. Elles ont un effet surprenant dans les
« maladies des reins, décharge des embarras
« glaireux, calculeux et graveleux. »

Nous nous plaisons à répéter que les eaux du 2e groupe : Saint-Jean, Marie, sont d'une immense importance pour les malades, et qu'elles donnent, à elles seules, à la station de Vals, un cachet tout particulier.

Des différences aussi notables de composition chimique entraînaient forcément des différences corrélatives dans les effets thérapeutiques.

C'est pénétré de cette idée que j'adressai, en 1861, à l'Académie de Médecine, un travail ayant uniquement pour but l'étude de la source Marie.

A cette date, la Saint-Jean n'était pas connue. Je vais donner le résumé de mon travail de cette époque en rappelant encore une fois au lecteur que presque tout ce qui concernera la Marie peut être appliqué à la Saint-Jean. L'étude de ces deux sources doit désormais marcher parallèlement.

Propriétés physiologiques des eaux du 2ᵉ groupe.

Nous ne nous arrêterons pas à énumérer les diverses modifications qu'elles impriment à l'économie dans l'état de santé. Dire que la Marie

est une eau fraîche, gazeuse, légèrement alcaline, c'est dire qu'elle provoque le bien-être que
l'on éprouve en ingérant une boisson froide,
stimulante. Elle provoque de la sueur, les urines
sont augmentées, une agréable excitation se
répand dans tous les systèmes de l'organisme;
du reste, les phénomènes varient avec les doses
employées et l'état de celui qui les reçoit.

Bien des personnes contractent l'habitude de
faire usage de cette eau à table, et, chaque année, au retour des chaleurs, le même besoin se
fait sentir. Leurs digestions, qui tendaient à
devenir lentes, laborieuses, s'opèrent plus vite
et sans fatigue.

Dans le village même de Vals, je connais un
certain nombre de personnes qui en usent l'année durant.

La connaissance de la composition chimique
de la Marie, nous explique suffisamment pourquoi les urines n'en sont point alcalisées.

Propriétés physiologiques et thérapeutiques des eaux du 2ᵉ groupe.

LEUR ACTION SUR LE TUBE DIGESTIF.

Introduites dans la bouche et ingérées dans l'estomac, la Marie, la Saint-Jean donnent lieu à des retours agréables de gaz, que les malades comparent aux rapports occasionnés par le vin de Champagne.

Les lèvres, la langue, la gorge ne sont point irritées par elles comme elles le sont quelquefois par le passage des eaux fortes du 1ᵉʳ groupe.

C'est aux premières verrées que l'effet stimulant ou sédatif se produit le plus souvent. Je dis stimulant ou sédatif, parce que dans cet ordre d'affections nerveuses : dyspepsie, gastralgie, flatuosité, etc., tel malade accusera, par exemple, de la paresse de l'estomac, de l'inappétence, *sans douleur*; tel autre, au contraire, se plaindra d'éprouver de l'agitation après l'ingestion des aliments, *de la douleur épigastrique*, des nausées, etc. Eh bien! très souvent ces états opposés en apparence, se trouvent également bien de l'usage de ces eaux.

Ce réveil de l'estomac ou cette sédation, cette digestibilité inhérente à la présence de l'acide carbonique et des sels qui constituent l'eau minérale, ne sont pourtant pas absolus. C'est ainsi que des malades jugés devoir guérir par la Marie, trouvent qu'elle provoque des pesanteurs d'estomac, des digestions plus difficiles, des vertiges, alors que les eaux du 1er groupe plus fortes, mais moins gazeuses, sont parfaitement digerées.

Ajoutons que malgré notre constante observation pour arriver à distinguer tous les cas où telle et telle espèce d'eau est indiquée, nos efforts se bornent souvent à nous voir forcé de recourir à un tâtonnement indispensable, pour déterminer l'eau convenable à l'organisation malade.

L'action de ces eaux sur le tube digestif varie aussi suivant les tempéraments.

Leur premier effet est la constipation ; mais hâtons-nous d'ajouter que bien des malades, après un ou deux jours de leur usage, éprouvent une légère purgation, ou du moins le retour de selles régulières.

On comprend aisément qu'un malade atteint de constipation liée à une mauvaise élaboration des aliments, doit voir cesser cette incommodité, si le traitement réussit à déterminer une assimilation normale des aliments. C'est là l'effet le plus ordinaire de la Marie.

Nous comptons tellement sur cette action constipante, que les malades imprudents, et ils sont nombreux, qui sont atteints de cette entérite passagère avec diarrhée, résultat de l'usage des eaux alcalines fortes, sont mis indistinctement à l'usage de la Marie ou de la Saint-Jean, et toujours avec bénéfice.

Quel que soit le siége du mal : estomac, intestins, foie, etc., les apparences d'un tempérament nerveux, irritable, d'une constitution faible, indiquent l'usage des eaux du 2ᵉ groupe.

Ce que nous recherchons le plus souvent à Vals, c'est le retour de l'appétit et le moyen de le conserver. Nos malades, en effet, souffrent en très grande proportion du côté du tube digestif et de ses annexes ; de là l'indication naturelle de rétablir les fonctions de cet organe.

La Marie, prise à table ou à la source, a la propriété spéciale de réveiller les estomacs assoupis ; elle réveille leur vitalité, et bientôt une assimilation plus normale et plus abondante intervenant améliore l'état général et fournit à l'organisme des forces pour se suffire à lui-même.

Telle est la marche que suivent les principaux phénomènes opérés sur les malades trop excitables pour user de sources plus fortes.

Que devient un peu d'embarras du côté des voies biliaires, un peu d'empâtement hépathique, d'obstruction abdominale caractérisés par une langue habituellement sale, blanche, mauvaise, des digestions pénibles et lentes, des flatuosités intestinales, borborygmes suivis ou non de selles liquides, teint pâle, jaunâtre, vertiges, etc. Que deviennent ces divers états morbides quand on a pu, par de l'eau agréablement ingérée à table, ranimer les forces digestives ?

Cette paresse des organes sous-diaphragmatiques ne disparaît-elle pas naturellement en présence du mouvement imprimé partout par le jeu normal de l'estomac? Une bonne digestion, n'est-ce pas un estomac, un intestin, un foie, un pancréas, etc., qui fonctionnent normalement?

La sensation qui précède tous les jeux complémentaires d'organes, leur synergie, c'est l'appétit. Aussi, le médecin doit-il s'appliquer à réveiller cette sensation, parce que la possibilité de digérer la suit. Presque toujours, et quand le malade, tout fier de son nouvel état, vient nous dire qu'il a bien mangé et digéré sans fatigue, nous ne craignons pas de lui prédire une guérison assurée.

Au milieu des désordres les plus grands de l'économie, le jeu normal du tube digestif arrête ou suspend tout mal. Le phthisique qui n'a qu'un bourbier dans la poitrine, qui crache chaque jour le poids du peu de poumons qui lui reste, survit cependant ; il déjoue parfois longtemps nos fâcheux pronostics pourvu que son estomac fonctionne.

Il est admis que les eaux fortes de Vichy ou de Vals 1er groupe, ne doivent pas être administrées dans les inflammations même légères du tube digestif. Les eaux de notre 2e groupe,

Marie, Saint-Jean., méritent une exception.

J'administre souvent cette eau dans les convalescences des fièvres graves, quand la maladie a duré un certain temps et que les fonctions
digestives tardent à se réveiller. Quoique le pouls
reste vif, fréquent, que de la sensibilité persiste
dans l'abdomen, quoiqu'il existe, en un mot,
des signes manifestes de sub-inflammation, je
ne crains pas d'administrer des doses modérées
de la Marie ou de la Saint-Jean. Je la fais essayer
pure et froide : c'est sous ses deux états qu'elle
plaît le plus aux malades. Ils trouvent cette
boisson fort agréable, et je n'ai jamais vu résul-
ter le moindre accident de son administration.

L'action la plus évidente de cette eau, la plus
prompte, réside certainement dans le développement de l'appétit. Ce développement si rapide
est même un écueil à surveiller. Il est prudent
en effet d'attendre, pour se livrer entièrement à
son penchant, qu'il y ait harmonie entre la tâche
et la puissance de l'organe qui doit la remplir ;
aussi, ne faut-il point se lasser de prêcher la
modération à nos faméliques baigneurs.

Au point de vue pratique le plus général, la

réflexion précédente est très vraie, mais elle est néanmoins passible d'une certaine restriction.

Nous sommes les premiers à convenir de cette vérité que généralement le malade de Vals se fait du mal en cédant trop facilement aux sollicitations de la faim. Il faut reconnaître aussi que le désir d'essayer ses propres forces, le besoin de se prouver à lui-même qu'il va mieux, ne sont pas étrangers à ces imprudentes tentatives. Mais, nous le répétons, essais intempestifs, plénitude outrée de l'estomac, sont moins funestes qu'on ne pourrait le penser pour les malades qui viennent habituellement à Vals. Bien plus, nous affirmons que ces réplétions trop considérables de l'estomac tournent, dans des circonstances qui ne sont pas rares, à l'avantage du malade.

Pour établir cette proposition d'apparence paradoxale, nous devons rappeler quelle est la classe des malades qui fréquentent les eaux de Vals.

En général, ce sont des personnes dont l'estomac paresseux ne digère rien qu'avec peine; qui, de privations en privations, sont arrivées à

10

vivre de rien, pour ainsi dire, et qui n'obtiennent qu'à ce prix de pouvoir vivre tranquilles et digérer les petites quantités de nourriture qu'elles se permettent. Les mets les moins substantiels sont les préférés.

Peu après leur arrivée à Vals, ces personnes éprouvent le sentiment caractéristique de l'usage des eaux. Or, voici ce que nous avons observé bien des fois.

Le premier ou le deuxième jour, le malade, obéissant aux sensations qu'il éprouve, ingère une quantité un peu trop forte d'aliments. De là, pesanteur dans l'estomac, ballonnements, rapports fétides, battements dans les tempes, tête embarrassée, sommeil agité, frissons, borborygmes ou tranchées..... etc.; voilà une mauvaise digestion, voilà un malade auquel il est inutile de recommander la diète pour le lendemain. Il se réveillera avec la langue sale, pâteuse, un goût désagréable dans la bouche. Il ira boire quelques verrées d'eau de la Marie ou de la Saint-Jean et ne songera pas à se mettre à table. Qu'a fait cet estomac si chargé depuis la veille ? Il a réagi autant qu'il l'a pu contre les aliments, il a usé de tous ses moyens pour s'en débarrasser, c'est-à-dire, pour les digérer. Salive, bile, sucs pancréatique, gastrique, les organes qui concourent à la digestion ont réuni leurs efforts pour opérer la coction de cette surcharge. En définitive, elle a eu lieu en totalité ou en partie.

Cette synergie forcée, violente même des organes digestifs réduits à lutter contre des aliments trop copieux a été un exercice irrésistible, elle a été une gymnastique impérieuse.

La journée suivante, les organes fatigués de la veille auront besoin de repos, ils seront incapables du moindre effort. Mais le seront-ils pour longtemps? l'observation répond négativement. Deux jours, trois jours après, retrouvant plus que leur ancienne vigueur, ils exécuteront sans fatigue la tâche impossible deux jours avant. C'est l'écuyer rompu par l'exercice du cheval qui, après une nuit de repos, brave impunément les plus grandes fatigues de l'équitation.

Dans les débuts de ma pratique à Vals, j'ai été assez souvent le témoin peiné d'un assez grand nombre d'accidents de ce genre, pour que j'aie été amené, par l'observation des faits, à pouvoir donner à ma proposition un certain caractère de généralité. Oui, ces sortes d'indigestions deviennent une gymnastique salutaire à l'estomac.

Il n'y a pas loin du fait pathologique que nous relatons, à ce qui se passe sous nos yeux dans l'immense majorité des cas.

Que font, en effet, ceux qui après huit jours de séjour à Vals, ingérant d'abondantes quantités d'aliments, les digèrent sans fatigue pendant tout le reste de la cure, c'est-à-dire pendant vingt ou trente jours?

A part les sucs nouveaux et reconstituants fournis à l'économie, à part même cette somme de forces nouvelles qui résulte pour tous les organes de ces acquisitions récentes en principes assimilés, on ne peut nier que l'exercice de l'estomac, le jeu vital et organique des nombreuses parties qui le constituent et qui concourent à la digestion, ne trouvent une source réelle de forces dans cette action même souvent répétée: de même que l'on voit les bras du boulanger, les jambes de l'acrobate se fortifier par le jeu journalier auquel ils sont soumis.

Je suis loin d'ériger l'indigestion en méthode de traitement, et si pour quelques-uns de nos dyspeptiques cet accident est une bonne fortune, beaucoup d'autres paient cher l'infraction au régime qui leur a été tracé.

En général, cette classe de baigneurs qui ont mangé beaucoup et beaucoup digéré, éprouvent après vingt ou trente jours le besoin de partir : leur estomac se brouille, l'appétence pour les eaux diminue, la saturation est arrivée.

Cet effet, cette satiété est justement attribuée aux eaux. Cependant, il convient de faire la part de la nourriture substantielle qui a été élaborée dans ce laps de temps.

Ce travail récent de l'estomac, travail depuis si longtemps oublié, est trop nouveau, il est survenu trop subitement pour être de longue durée ; mais quelques jours de repos, ou même le seul changement de lieu, d'air, de régime vont suffire pour consolider le succès obtenu. C'est encore là ce que nous apprend l'observation. Rentrés chez eux, les malades continuent à digérer de longs mois encore. Ceux que nous voyons revenir nous enseignent la durée des effets obtenus à Vals. Certains ne reviennent pas, ce sont les plus heureux; certains autres, accusant l'influence débilitante des chaleurs de fin mai ou juin, viennent recourir au remède qui réussit si bien. Nul d'entre eux ne nous a accusé le long espace de temps écoulé depuis l'administration du remède, nous pensons cependant qu'il faut en tenir compte. Il ne paraîtra étonnant à personne qu'un remède administré pendant vingt ou trente jours, ne prolonge pas son effet indéfiniment chez tout le monde.

C'est à propos de la Marie que nous devions de parler du développement de l'appétit, car c'est par elle que ce résultat est atteint le plus souvent. C'est grâce à la Marie que de tout temps les baigneurs de Vals ont fait usage de vin à table. Leur expérience avait devancé les arrêts de la science. Tandis que l'on craignait ailleurs, à Vichy, par exemple, d'introduire dans l'économie des acides qui menaçaient de détruire, de neutraliser l'alcalinité des eaux alcalines, ici l'on savait, sans s'en douter, que ces acides devenaient, en fin de compte, des carbonates alcalins.

La Marie, la Saint-Jean, sont la première étape des baigneurs de Vals. Elles sont notre pierre de touche pour découvrir la réceptivité alcaline de chaque organisme.

En stimulant légèrement la muqueuse gastrique, elles préviennent ces ballonnements fréquents de l'hypocondre droit qui découragent les malades au début de leur traitement, et qui forceraient à le suspendre sans cette précieuse ressource. Elles permettent de familiariser l'économie avec un agent qu'elle doit connaître plus tard dans toute sa force, de graduer, en un mot, l'énergie du traitement, d'une dose faible d'une source faible, d'arriver à une dose plus forte, à une source forte.

Telles sont les modifications que l'usage des eaux du 2ᵉ groupe, de la Marie principalement, nous ont paru déterminer sur le tube digestif.

Voyons comment elles se comportent sur les organes urinaires.

LEUR ACTION SUR LES VOIES URINAIRES.

Elles poussent aux urines; elles y poussent
pour deux motifs: par leur composition d'abord,
et parce qu'elles sont prises sous un plus grand
volume que les autres.

Dans les cystites, l'irritation de la muqueuse
est souvent tellement augmentée par l'usage des
eaux fortes, qu'il faut y renoncer complètement.
La Marie détermine dans ces cas un bien-être
sensible. Elle porte bien plus rarement que les
autres sur le col vésical. Il est d'observation que
les baigneurs éprouvent quelquefois de ce côté
une certaine douleur, qui détermine pendant les
premiers jours, des érections allant jusqu'à l'incommodité. Ces érections, dues à l'irritation du
col vésical et s'opérant par contiguïté de tissu
s'amendent promptement avec la Marie.

Ce que nous dirons plus tard au sujet de l'action essentiellement antispamodique de la Marie
fera comprendre dans quel cas elle réussit sur
l'appareil génital.

Par les nouvelles forces qu'acquiert l'organisme, sous l'influence de cette boisson, les

femmes chez lesquelles prédomine l'élément nerveux aux dépens des forces radicales, verront leur leucorrhée atonique s'arrêter ; une aménorrhée, une dysménorrhée dues aux mêmes causes, disparaîtront sous l'influence de la régénération du sang.

LEUR ACTION SUR LE SYSTÈME NERVEUX.

Les vertus antihystériques de la Marie, son action sédative, ont été constatées de tout temps. Les tempéraments nerveux, irritables ne supportent pas toujours les eaux bicarbonatées sodiques fortes ; tandis que la Marie est généralement prise avec plaisir. Nous avons cité le témoignage de Madier, le nôtre est conforme au sien.

Le gaz dont cette source est sursaturée, produit quelquefois chez les personnes nerveuses une sorte de vertige analogue à celui de l'ivresse ; on prévient cet accident en tenant quelques instants le verre exposé à l'air. C'est en vertu d'une action analogue que nous avons constaté souvent une sédation générale marquée sur les organisations frêles et délicates.

Le sommeil est un des premiers résultats obtenus. Plus est prononcé le tempérament nerveux, plus est sûre l'action de la Marie.

Un jeune prêtre de vingt-sept à vingt-huit ans, habitant le département du Gard, arrive à Vals en 1859. Il présente les apparences du tempérament nerveux le plus manifeste.

Professeur de mathématiques dans un collége, il se livre journellement à de sérieuses études de cabinet. Depuis plusieurs mois, les nuits se passent dans une insomnie complète; les digestions sont pénibles, il a maigri beaucoup.

Remarquons qu'avant d'arriver à Vals, le malade a séjourné dans une petite ville de l'Ardèche, sur les bords du Rhône, mais que l'insomnie a persisté.

1er jour, trois verrées de la Marie à la source, Marie à table à discrétion.

1re nuit, sommeil presque non interrompu.

2e jour, six verrées de la Marie.

2e nuit, sommeil revenu. Il ne se dément plus de toute la saison.

Quelques jours après son arrivée, alors que les digestions et le sommeil se faisaient normalement, notre malade prit quelques bains et quelques verrées de Chloé assez régulièrement.

Il revint en 1860, la santé était excellente.

Cette observation est intéressante par la rapidité d'action de la Marie.

Le comte X. nous est adressé en juillet 1860.

Il a soixante-huit ans. Décoloration générale de la peau, bouffissure de la face, apparences prononcées d'anémie. Lèvres, gencives, muqueuse gutturale, conjectives pâles et décolorées. Bruit de souffle carotidien, rien d'anormal à l'auscultation intra-thoracique.

A la suite de raptus fréquents vers la tête et de vertiges qui tenaient probablement à un appauvrissement du sang, le malade fut saigné souvent, et chaque fois avec une amélioration momentanée. Plus tard, s'adressant à un médecin homœopathe, il prend de l'aconit à dose diluée, et peu à peu survient l'état dont nous sommes témoin aujourd'hui.

Tous les soirs, le comte X. remarque un peu

d'empâtement autour des malléoles. Son essoufflement est tel que chaque pas détermine une
nouvelle gêne de la respiration. Une suivante
porte constamment derrière lui un siége sur
lequel il est forcé de se reposer à tous les dix
pas.

Il y a quelques mois, ont commencé à paraître des vomissements après les repas d'abord,
et au moment où nous voyons le comte X., il
vomit non-seulement régulièrement après chaque repas, mais alors même que cet organe est
vide.

Bien des remèdes, bien des médicaments
avaient été essayés contre un état si fâcheux.
Toutes les eaux connues, me disait le comte
X., ont été prises à domicile, mais sans résultats.

Un cautère volant existe sur le côté gauche
de la poitrine, dans la région précordiale.
Pilules ferrugineuses, régime tonique, telles
sont les dernières prescriptions.

Au milieu de ces désordres, l'appétit est conservé, les selles sont un peu rares. Peu de
sommeil.

Le comte X. paraît plongé constamment dans de tristes préoccupations. Pendant le long trajet qu'il vient de faire en wagon ou en voiture, les vomissements n'ont point cessé ; ils ont conservé la même intensité.

Avant de poursuivre l'observation des phénomènes qui se passèrent à Vals, il serait peut-être bon de se former une idée arrêtée sur le diagnostic de cette maladie. Nous garderons cependant une réserve commandée par l'ignorance où nous sommes des derniers symptômes qui ont marqué la fin du comte X.

A-t-il succombé au retour de ses vomissements liés à un état gastralgique simplement, ou bien les symptômes dont nous avons été témoin tenaient-ils à une dégénérescence que l'on aura pu constater seulement aux derniers instants, comme il arrive souvent ? nous l'ignorons.

Ce qui nous reste à dire ne prouvera pas moins la sédation remarquable que l'eau de la Marie détermina sur les vomissements et l'amélioration que le comte X. retira de son usage.

Arrivé le 13 juillet au soir à Vals, le malade a encore un vomissement dans la nuit.

14 juillet, une verrée de la Marie en plusieurs fois.

Comme la source est éloignée de cinq à six cents mètres environ des hôtels, le comte X., malgré les pauses multipliées qu'il fit sur la chaise qui l'accompagnait, arriva essoufflé et ingurgita le verre entier dans cet état. Le vomissement ne tarda pas à chasser tout le liquide de l'estomac.

A dater de ce jour jusqu'au 19, il ne survint plus aucun vomissement. La Marie a été bue d'abord avec précaution, et le 19 le malade en ingère plusieurs verrées. Au repas, elle est prise à discrétion.

Le 18, le comte X. prit un bain de quinze minutes ; j'avais ajourné jusque-là la balnéation, de crainte de provoquer une recrudescence dans l'essoufflement. Il n'en fut rien.

Le lendemain, nouveau bain de trente minutes, toujours bien supporté.

Le 20, le malade sous le prétexte que l'on retrouve dans la bouche de tous les baigneurs,

que l'eau de la Marie, Saint-Jean est insignifiante, qu'elle n'est point assez forte, demande à
boire à la Chloé. Une demi-verrée de cette eau
provoque des coliques qui la font abandonner.

A la date du 20, donc, plus de vomissements
depuis le 14. L'appétit et la digestion s'exercent assez bien, le sommeil est bien meilleur,
les selles sont encore rares. Quant à l'essoufflement, il a considérablement diminué. Ainsi,
le malade qui faisait quatre stations sur sa
chaise, depuis son hôtel jusqu'à la source, y va
aujourd'hui sans s'arrêter une seule fois. La
gaîté renaît.

Le 21, je suis appelé précipitamment, le
comte X. venait de vomir dans le bain. Cette
fois, on pouvait l'attribuer à la température
élevée, car le thermomètre marquait 38°.

A la sortie des bains, les selles étaient toujours rares ; je prescris un demi-verre de Dominique mêlé à demi-verre de Chloé (ce mélange
m'a paru offrir des qualités purgatives).

Le 21 au soir, légère purgation.

Le 22, nouvelle administration de Chloé,
nouvelles coliques.

Du 23 au 31, le malade continue à prendre quelques bains. Il boit la Marie à table et prend quelques verres de Dominique à titre de reconstituant. Cette eau passe très bien. Les digestions sont excellentes.

La promenade est facile et sans essoufflement. Le malade en profite, il est sur pied toute la journée. Les muqueuses se colorent, il dort très-bien et n'a pas la moindre envie de vomir, quoiqu'il officie à table aussi bien que les moins malades.

Parti le 1er août, le 18 je reçus une lettre du comte X. qui me priait de lui faire expédier de l'eau. Il avait eu un vomissement le 16 à dix heures du soir, suivi d'une abondante évacuation bilieuse. Il est de nouveau démoralisé.

Depuis cette époque, je n'ai plus rien appris sur son compte, si ce n'est qu'il était mort quelques mois après son retour des eaux.

Cette observation met en relief l'action de la Marie, exclusivement à celle des autres sources. Nous voyons, en effet, la Chloé provoquer des accidents intestinaux, et la Marie les calmer; il est inutile de faire remarquer que les vomisse-

ments du comte X. n'auraient point été suspendus sans l'usage de la Marie.

Nous avons dit déjà que la Marie était utile
surtout pour familiariser les tempéraments nerveux, les estomacs délicats et capricieux avec
un traitement faible d'abord et destiné à être
pris plus tard, dans toute sa force.

Les deux observations qui suivent vont con-
firmer cette assertion.

Il s'agit de la femme d'un confrère distingué
qui a bien voulu me fournir les renseignements
suivants, je n'ai. rien de mieux à faire que de
transcrire ses propres lignes.

« Ma femme est d'un tempérament lym-
« phatique nerveux. Avant notre mariage,
« elle était difficilement réglée. En outre du
« retard qu'éprouvaient les mois, elle était
« très souffrante quelques jours avant. Deve-
« nue enceinte quelques mois après notre
« mariage (6 juin 1859), les deux premiers
« mois se passèrent sans aucun des inconvé-
« nients qui accompagnent si souvent une
« première grossesse. Vers la fin du deuxième
« mois, troubles du côté de l'estomac, aigreurs,

11

« difficile digestion, la magnésie calcinée en
« eut raison et pendant environ un mois,
« calme. Vers la fin septembre, à six heures
« du soir, elle se plaignit d'une douleur assez
« aiguë au genou et au doigt, cette douleur
« dura environ cinq minutes (l'aura), et im-
« médiatement après, survinrent des mouve-
« ments involontaires convulsifs des membres,
« surtout des membres supérieurs, étirements,
« baillements dans l'intervalle de ces mouve-
« ments. Le tout dura un quart d'heure et
« se termina par des pleurs. Le lendemain à
« la même heure, mêmes symptômes, le sur-
« lendemain, idem. Habitant un pays où les
« fièvres intermittentes sont endémiques, et
« où tous les jours je suis appelé à les voir
« prendre toutes les formes, j'eus recours en
« voyant cette périodicité au sulfate de qui-
« nine. Pendant les temps de son usage, il en-
« raya ces accès, mais si je cessais un jour
« son emploi, l'accès revenait. Après en avoir
« fait prendre près de huit grammes dans
« neuf jours, je crus prudent de cesser, d'au-
« tant plus qu'à la fin, il n'enrayait plus les

« accès, et que ceux-ci avaient perdu leur in-
« termittence. J'eus recours alors à la valé-
« riane, à l'assa-fœtida, |aux bains tièdes, ils
« ne donnèrent pas de meilleurs résultats.
« C'était alors vers le milieu du mois de no-
« vembre, ma femme ayant éprouvé les sym-
« ptômes de gastralgie avant ces accès et m'é-
« tant bien trouvé de la magnésie, j'y eus
« recours ainsi qu'au fer, au sous-nitrate de
« bismuth et à l'eau de Vichy. Les accès n'en
« continuèrent pas moins jusqu'au mois de
« décembre, ils se calmèrent alors pendant
« environ un mois pour reprendre jusqu'à
« l'accouchement qui fut très heureux (11 fé-
« vrier 1860), et qui emporta tout avec lui.
« Février, mars, avril, se passèrent très bien.
« Ma femme était complètement remise de ses
« couches, elle n'allaitait pas, lorsque dans
« le courant du mois de juin, l'appétit se per-
« dit, les digestions devinrent pénibles et
« bientôt les accès reparurent. Ce que je n'a-
« vais pas osé faire pendant l'état de gros-
« sesse, je le fis alors, vomitifs, purgatifs, ré-
« sultat nul, préparation de quina, résultat

« nul. C'est alors que je me décidai à venir à
« Vals, mais avant, engagé par la proximité
« de la Méditerranée et sur l'avis d'un con-
« frère de Montpellier, je voulus essayer les
« bains de mer, il fallut s'arrêter bien vite au
« second bain ; ma femme fut dans un état de
« surexcitation nerveuse, comme je ne l'avais
« jamais vu, je restai huit jours pour que le
« calme revint un peu et nous partîmes. Pen-
« dant le trajet de Montélimar à Aubenas,
« accès ; dans la nuit de notre arrivée, accès.
« Le lendemain, comme vous le savez, nous
« mîmes notre malade à l'usage de l'eau de
« la Marie ; dès ce moment les accès ont
« disparu de la manière la plus complète,
« quoique, notre séjour à Vals fut bien court.
« Depuis lors, et ceci complète parfaitement
« l'observation, ma femme est devenue en-
« ceinte, elle est en ce moment-ci dans son
« neuvième mois, et se porte parfaitement
« bien. »

Dès le jour de son arrivée, le sujet de l'observation avait dégusté toutes les sources et
aucune ne convenait, la Marie seule parut un
peu moins répugnante.

On en fit usage en la mélant avec du sirop, et quatre jours après, la malade prenait volontiers et digérait fort bien quelques verrées de Chloë.

La maladie de son enfant rappela précipitamment M. G., mais il y en eut assez, elle était guérie. Cette observation met dans un jour parfait la propriété anti-hystérique de la Marie, comme le disaient les anciens, et sa précieuse adaptation pour acclimater les organisations délicates et les rendre capables de soutenir un traitement sérieux par les eaux fortement bi-carbonatées.

Je vais transcrire ici l'histoire d'un autre malade qui vient à l'appui de cette propriété incontestable de la Marie, d'être facilement tolérée et de préparer merveilleusement l'estomac à recevoir des eaux plus ferrugineuses, plus minéralisées. Voici la note que mon excellent ami le docteur Chalamet, de Liveron, remit à sa cliente : « Depuis longtemps gastralgique, « cette intéressante malade perdit, il y a quel- « ques mois, une mère qu'elle pleure toujours. « Depuis lors, le défaut de distraction, d'exer-

« cice et de soins a aggravé le mal. Mlle R. ne
« digère plus que quelques cuillerées de bouil-
« lon, elle n'a plus de forces, et souffre cruel-
« lement d'une constipation opiniâtre; peu et
« mal réglée; elle a le système nerveux très
« agacé ; elle dort très peu, et fuit tout ce qui
« pourrait la distraire de son chagrin. Avant le
« malheur qui l'a frappée. Mlle R. m'avait con-
« sulté plusieurs fois pour sa constipation ,
« divers moyens avaient été essayés : du thé
« de Saint-Germain, des lavements froids, de
« l'exercice, etc.; et une amélioration s'était
« produite; aujourd'hui, le mal est plus grand
« qu'alors, et peu disposée à se soigner, il fau-
« drait que notre intéressante malade put gué-
« rir ou du moins s'améliorer sans qu'elle eut
« besoin de s'écouter ou de se soigner. » Cette
malade me témoigna d'abord une répugnance
invincible pour toute espèce d'eau en boisson.
Cependant elle s'efforça de prendre de la Marie
à table, puis à la source avec un peu de sirop ;
en même temps, elle prit deux bains d'eau
douce, nos bains alcalins l'auraient certainement trop excitée. Peu à peu les doses de la Ma-

rie augmentaient, on passa à la Chloé, etc., et quand la malade partit, le sommeil était revenu, l'appétit excellent, et des courses à plusieurs kilomètres se faisaient journellement à pied. Il y eut une transformation générale chez cette malade. Il serait facile de multiplier des observations de ce genre. Chaque saison en apporte un contingent considérable. Nous en avons assez dit pour établir ce que nous avons écrit en commençant, c'est que la Marie, la Saint-Jean, les eaux du deuxième groupe, enfin, rendaient plus de services que les autres, à cause de l'emploi varié qui en est fait.

Se traiter agréablement à table, sans s'en douter, n'est-ce pas une excellente condition de succès? eh bien, c'est ce que font tous les malades de Vals, car il n'en est pas un qui s'abstienne de l'eau de la Marie ou Saint-Jean aux repas.

Il est vrai qu'obéissant à d'autres préoccupations, ils oublient facilement cette eau qui n'est pas *forte*, pour reporter tout l'honneur du résultat à celle du 1er groupe. Peu importe le nom de la source bienfaisante à un ancien malade, ici plus que jamais, la fin justifie les moyens ; mais cette diversité des moyens, le médecin doit l'avoir en grande importance, car le sort d'une foule de ses clients en dépend ; telle est la considération qui m'a porté à établir nettement les différences notables que le chimiste et le praticien doivent admettre entre les eaux du premier groupe, type : Marquise, Chloé, Désirée, Précieuse, etc., et celles du deuxième groupe, type : Marie, Saint-Jean.

IIᵉ PARTIE

CLINIQUE DE VALS.

CHAPITRE I.

Huit années d'observations dans notre établissement, représentent seize mois continus
pendant lesquels bien des maladies nous sont
offertes un instant, pour se soustraire à notre
surveillance bientôt après.

Si l'on prend une moyenne de quinze jours
pour exprimer la durée du séjour des malades
aux eaux, si d'un autre côté, l'on met en ligne
de compte tous ceux qui venant une année ne
reviennent plus et dont on ne reçoit plus de
nouvelles ; l'on voit que le champ de l'obser-

vation se restreint considérablement et que l'embarras du médecin est augmenté d'autant.

Qu'est-ce, en effet, que quinze jours d'observation par an, pour des maladies chroniques telles que les affections chroniques du tube digestif, les empâtements de l'abdomen, résultat de maladies diverses des viscères contenus dans cette cavité ; les affections diathésiques, goutte, gravelle, etc., etc.

Et cependant, au milieu de cette cohue morbide qui se presse dans le cabinet pendant un temps si court, il est encore possible de saisir des résultats, d'analyser quelques cas qui permettent de former un faisceau d'ensemble. Ce sont ces résultats que nous allons tâcher de faire connaître en ce qui concerne les principales maladies qu'il nous est donné d'étudier ici.

Notre cadre est déjà préparé : M. Durand-Fardel, dans ses *Lettres médicales sur Vichy*, étudie avec la grande hauteur de vue qui lui est habituelle, les principales classes morbides qui affluent dans le grand établissement où il observe.

MM. Pétrequin et Socquet offrent également un cadre à suivre dans leur remarquable ouvrage d'hydrologie. Nous ne devons point revenir après de tels maîtres. Nous ne nous piquons donc d'aucun ordre nouveau dans le tableau que nous allons exposer.

Cette partie de notre travail s'adressant plus particulièrement aux médecins qu'aux malades, nous n'élèverons pas la prétention d'apprendre aux premiers ce qu'ils savent mieux que nous : et aux seconds de leur infuser, en quelques mots, une science qui n'a point de bornes.

On ne trouvera point ici ce qu'on peut appeler un traité en raccourci sur les diverses classes de maladies qui sont guéries à Vals, travail sans mérite, propre à prouver que l'auteur a dû compulser bien des livres, pour en détacher des fragments. Nous dirons tout simplement, quelle est l'action du traitement de Vals sur ces mêmes maladies. Assez de traités, assez de monographies circulent par le monde pour que nous nous dispensions d'augmenter par des compilations le cadre de cet ouvrage.

Compiler est un genre de travail qui n'est

profitable à personne, parce que des citations
découpées çà et là, dans des volumes empilés
sur une table de travail donnent le plus souvent des idées fausses sur le sens des phrases
empruntées. Pour comprendre un auteur, pour
le suivre avec fruit dans le champ fécondé par
ses études, il ne suffit point de détacher une
phrase d'un chapitre. Agir ainsi, c'est défigu-
rer un tableau, c'est présenter un organe,
mais un organe seul d'une figure souvent majestueuse.

Quand on dit d'un portrait qu'il est beau,
qu'il est parfaitement exécuté, c'est sur l'ensemble des traits qu'on le juge. Comment apprécier la forme d'un nez ou d'une bouche si les
limites de la face font défaut.

Je ne veux point m'élever contre cette mode
si ancienne de citer, elle est un hommage rendu
au mérite; mais de cet usage d'emprunter avec
une discrète modération à plus savant que nous,
à celui de faire des livres avec des citations, il
y a loin : ce dernier usage est si commode qu'il
ne tombera pas de longtemps en désuétude, il
faut donc le laisser vivre, et pour preuve de la

sincérité de mes paroles, je vais emprunter moi-même un passage de Montaigne : il dit mieux que je ne pourrais dire :

« Tout, ainsi que les oiseaux vont à la
« queste du grain et le portent au bec sans le
« taster pour en faire bechée à leurs petits ;
« ainsi, nos pédantes vont pillotant la science
« dans les livres, et ne la logent qu'au bout
« de leurs lèvres, pour la dégorger seulement
« et mettre au vent. »

Dyspepsie.

Nous nous occupons de cette maladie la première, parce que les malades qui en sont atteints sont de beaucoup les plus nombreux à Vals.

Nous la séparons de la gastralgie à l'exemple d'auteurs recommandables. Le mot dyspepsie s'applique, en effet, à la digestion, il implique un rapport entre l'estomac et les aliments à élaborer, une digestion mauvaise, pénible.

Le mot gastralgie s'applique à l'état nerveux de l'estomac, il implique un rapport entre cet organe et les nerfs qui l'animent, une souffrance de l'estomac.

Ces deux maladies chevauchent souvent l'une sur l'autre. Il y a donc des dyspepsies gastralgiques, des gastralgies dyspeptiques.

Comment se comportent les eaux de Vals sur la dyspepsie?

On peut répondre d'une manière générale, que toutes les dyspepsies trouvent ici, sinon une guérison absolue, du moins une guérison relative. Nous disons relative, pour prévenir tout reproche d'exagération. Les mots guérison, soulagement, amélioration, ont, en effet, un sens très variable auprès des malades. Combien de fois ai-je noté un soulagement alors que le malade, fier de l'amélioration obtenue, chantait sa guérison radicale? Qu'importe, en effet, au malade qui n'a pas eu une bonne digestion de plusieurs mois de penser que ce résultat salutaire aura peut-être une fin, et qu'il aura peut-être encore lui-même à recommencer une nouvelle cure l'année suivante? Ce nouvel état n'est-il pas la guérison, le présent ne fait-il pas oublier toutes les souffrances, plutôt morales que physiques, qu'il a supportées si longtemps? ne pas digérer, mal digérer, ce n'est pas vivre. Ce dicton : dis-moi comment tu digères, je te dirai ce que tu es, est le résultat d'une observation fort juste.

Les fonctions du cerveau sont trop intimement liées à l'état de l'estomac où s'élaborent les premiers principes du sang, stimulant indispensable à l'organe céphalique, pour que l'intelligence ne souffre point de l'état anormal du centre digestif. Sans cesse concentré sur son propre estomac, le dyspeptique souffre et fait souffrir ceux qui l'entourent. De quelque origine que lui vienne son mal, qu'il soit le résultat d'une affection organique la plus grave, le retentissement d'une maladie chronique la plus invétérée, que demande le dyspeptique à son médecin? De lui rendre son appétit, de le faire digérer.

C'est cet état de souffrance que font cesser les eaux de Vals, nous venons de dire toujours.

Il serait difficile de trouver une eau minérale qui ne réussit point contre la dyspepsie.
Le nom de cette maladie figure invariablement
dans toutes les listes des maladies qui sont
guéries par les eaux minérales, à quelque classe
qu'elles appartiennent. Une telle propriété,
quelque générale qu'elle paraisse, ne présente
rien d'étonnant, si l'on veut réfléchir un instant aux sources diverses qui peuvent lui donner naissance. Dyspepsie par atonie générale,
dyspepsie par plethore, dyspepsie par maladie
utérine, dyspepsie goutteuse, rhumastimale,
dartreuse, etc. On voit par les exemples ci-
dessus que les eaux en boisson ou en bains
qui guériront le vice originel, auront guéri la
dyspepsie qui n'est que le symptôme.

En présence d'une maladie offrant un si
grand nombre de points d'attaque; il est évident que plus une station fournira de moyens
pour entreprendre la guérison cherchée, plus
cette station sera supérieure aux autres.

Examinons donc ce qui se passe à Vals:

La source Marie, par son alcalisation faible,
sera d'un puissant secours dans les cas où les

eaux fortes, comme celles de Vichy, ne seraient point supportées.

Passant à une autre source plus forte, la source Saint-Jean réussira alors que ses voisines seraient impuissantes.

Enfin, les sources Chloé, Désirée et tout le premier groupe, dont l'aptitude, dans ces sortes de maladies, est la plus universelle, finira un traitement commencé par des eaux à minéralisation presque homéopathique.

La dyspepsie à combattre tiendrait-elle à un état d'épuisement complet, l'anémie se compliquerait-elle de cet état de surexcitation du cœur qui rend impossible l'administration des moindres doses de nos eaux stimulantes? la source Dominique toni-sédative, reconstituante offre ses ressources.

Enfin les douches, le bain par ses effets profondément fortifiants ou sédatifs, selon les qualités de l'eau employée, le bain présente aussi ses puissants avantages.

Ces divers agents que le médecin peut manier ici, au profit de ses malades, constituent pour l'établissement de Vals une supériorité

12

incontestable sur tout autre. Porter un jugement, c'est comparer ; eh bien, c'est malgré
nous, c'est en bravant une sorte de répugnance
intime, que nous avançons cette proposition,
mais elle est vraie, nous la croyons telle, et la
publier c'est également rendre service aux malades qui ont les premiers le droit d'exiger la
vérité toute entière, et hommage à l'autorité
dont nous sommes à Vals le représentant, et
qui nous impose le devoir de l'éclairer dans
l'intérêt public : Nous ne connaissons dans aucun autre lieu de collection de sources minérales si complète qu'à Vals. Aussi, est-il inexact
de dire *l'eau de Vals*, comme l'on dit *l'eau de
Vichy*, *de Pougues*, etc. On doit dire *les eaux
de Vals* parce qu'elles sont variées, dissemblables.

Que résulte-t-il de cet état de choses? c'est
que depuis huit ans que j'observe, je n'ai presque pas vu de dyspeptique partir sans une certaine amélioration. Le point important consiste
à savoir administrer ou plutôt diriger le traitement.

Le dyspeptique nerveux ne supportera bien

souvent qu'un quart de verre d'eau minérale.
Les sources les moins fortes lui donneront encore le vertige, l'insomnie, et le plongeront dans
le découragement. A celui-là, un premier bain
très mitigé, un second plus minéralisé procure-
ront une excitation salutaire qui, retentissant
sur l'estomac, le modifieront peu à peu et le trans-
formeront un peu plus tard.

Un autre, sentant en sens inverse, viendra se
plaindre du bain, il accusera toute une noso-
logie à propos des effets éprouvés dans son bain.
Mais son estomac digère l'eau, il en éprouve
un certain bien; au médecin à profiter de l'indication, à lui de connaître la valeur de chacune de ses sources et de prévenir sur son malade attristé, les déboires d'une fausse route.

L'intervention du médecin est si manifestement salutaire que quelques jours passés dans
un cabinet de consultation en fournissent des
preuves par centaines. Que de fois deux mots
du médecin remettent sur la voie celui qui, se
guidant par un empirisme aveugle, épuisait les
heures de sa cure à suivre un traitement anti-
rationnel?

Est-ce la dyspepsie acide, la dyspepsie flatu-
lente, etc., qui doivent être adressées de préférence aux eaux de Vals? je l'ignore. Je n'ai
point remarqué une supériorité marquée de nos
eaux sur telle ou telle de ces variétés dyspeptiques; je l'ai dit déjà, les faits paraissent souvent
en opposition avec la théorie.

En général, le dyspeptique est très accessible
à l'influence des eaux, il retrouve promptement le réveil de l'appétit qu'il cherchait et le
pouvoir de le satisfaire agréablement.

Par contre, des dyspepsies d'une autre variété se montrent au premier abord plus rebelles. Nous parlons de ces dyspepsies, qu'il y a
quarante ans, l'on aurait certainement qualifiées
de gastrites et que M. Nonat vient d'appeler
dyspepsies par irritation, comme s'il était décidé
à tout jamais, que la doctrine physiologique re-
posait sur l'observation d'une maladie qui
n'exista jamais.

Laissons à ces cas-là leur nom de dyspepsie
par irritation, mais n'oublions point que par
leurs symptômes, ils servent au moins de transition entre ces deux maladies : dyspepsie, gastrite.

Inappétence, langue à limbe rouge, sale au milieu, pressions épigastriques douloureuses, douleur rétro-gastrique permanente, intolérance pour les aliments, sentiment de chaleur, d'ustion par leur ingestion, agitation générale ; voilà un tableau qui se présente souvent à nous. Comment agissent les eaux de Vals dans ces cas ? Elles agissent en exaspérant tous ces symptômes. Après quelques verrées d'eau saline, le gonflement épigastrique augmente, la langue devient plus rouge, etc., etc. Néanmoins, cette aggravation momentanée est rarement suffisante pour nous faire renvoyer le malade. Nous l'encourageons, au contraire, à persister dans l'usage d'une petite dose d'eau minérale et quotidienne. En général, les bains d'eau douce sont employés, et après un traitement fort court, de huit à dix jours, nous le congédions.

Celui-ci, peu de jours après sa rentrée au domicile, éprouve un bien-être auquel il ne s'attendait pas. A son excitation, à cette exacerbation de sa maladie, ne tarde pas généralement de succéder un état plus satisfaisant, une grande amélioration, sinon une guérison complète.

Les eaux de Vals paraissent agir ici par substitution, comme agit le collyre légèrement irritant sur une conjonctive enflammée déjà. Si vous voulez guérir un œil malade, vous instillez quelques gouttes d'un collyre irritant; mais si vous instillez indéfiniment, vous n'obtiendrez pas de guérison; il faut, l'irritation factice une fois obtenue, la laisser guérir en cessant ce qui l'a déterminée; c'est ainsi qu'arrive la guérison complète.

L'action des eaux minérales de Vals dans les dyspepsies par irritation, sur la muqueuse gastrique, me paraît pouvoir être comparée à l'action du collyre irritant.

Le dyspeptique de Vals qui se traite seul, ou qui suit inexactement les prescriptions du médecin, retarde souvent le moment de sa guérison par l'ingestion trop considérable d'eau minérale. Chaque année, j'ai vingt fois l'occasion de ramener à guérison des malades dont l'état allait s'aggravant tous les jours, à cause des doses immodérées d'eau minérale qu'ils ingéraient depuis leur arrivée. Je ne bois que *trois*, *quatre* verres, me dit-on; qu'importe cette quantité, si relativement à la réceptivité de votre organisme, elle est encore trop grande? Combien de fois, des demies, des quarts de verrées seules ou coupées de lait, de bouillon, etc., provoquent un rétablissement prompt alors que de plus fortes quantités auraient augmenté le mal?

Il en est de l'état d'exaltation de l'estomac comme de l'état nerveux de l'organisme entier. Un centigramme d'opium fera dormir celui-ci, à celui-là, il en faudra cinq, parce qu'il souffre ou qu'il est réveillé cinq fois plus que le premier.

A part l'action générale de l'eau minérale en bains ou douches, action à laquelle nous avons imposé plus haut comme une sorte de loi qui la régit, on doit remarquer que nous nous abstenons de toute théorie touchant l'état anatomique ou chimique de l'estomac et de ses sucs. Cette dernière question serait pleine de dangers et plutôt que de suivre une théorie chimique, quand le médecin se trouve en présence des malades, il est bien préférable de leur faire part de sa propre expérience acquise par une observation attentive.

L'ère des neutralisants est surannée. Les alcalins qui saturaient autrefois les excès d'acidité, provoquent, au contraire, la dyspepsie acide. Le pyrosis se trouve fort bien de ce qui, en apparence, devrait l'envenimer encore; nous parlons de quelques gouttes d'acide chlorhydrique préconisées par M. Trousseau dans ses leçons.

En présence de contradictions apparentes si flagrantes, le devoir du médecin des eaux n'est-il pas de laisser au temps le soin d'élucider ces questions intéressantes et de diriger ses patientes investigations vers le but final que recherchent ses clients : l'application salutaire des eaux dont il dirige l'administration.

Il nous reste à parler de la dyspepsie intestinale que l'on observe à Vals, et des services que peuvent retirer des eaux les malades qui en sont atteints.

La dyspepsie intestinale, le plus souvent liée à la dyspepsie gastrique, n'est que l'extension de la première maladie. Elle peut reconnaître les mêmes causes; elle offre des symptômes analogues, on peut même dire en tout semblables; si l'on veut se rappeler que les différences

de fonctions de l'intestin portent nécessairement avec elles des différences symptôma-
tiques.

Dans la dyspepsie intestinale, vous retrouvez
comme dans l'estomac, des gaz qui, au lieu de
provoquer des éructations, détermineront des
borborygmes, des flatuosités, des ballonnements
analogues aux gonflements observés dans la
dyspepsie gastrique.

Ces borborygmes, ces flatuosités sont dus
aux gaz intestinaux qui tantôt font irruption
avec violence accompagnant les matières fécales dans un état plus ou moins concret ;
tantôt coïncidant avec une constipation opiniâtre, restent emprisonnés et déterminent alors
ces tympanites si redoutées des malades, ces
ballonnements insupportables qui jettent les
patients dans cette tristesse, cet abattement mo-
ral caractéristique de ces sortes d'affections.

Ce que nous avons dit de la réserve avec laquelle les dyspeptiques doivent user des eaux
de Vals, est encore plus vrai pour les dyspepsies
intestinales.

L'eau de la Marie prise à table, unie aux

bains minéraux et aux douches ascendantes, est souvent le seul traitement que j'indique, et le seul, je crois qui me réussisse dans les débuts.

Bien des fois, nous avons vu, dès les premiers jours, la production des gaz suspendue; leur odeur si pénétrante modifiée comme par enchantement.

Quand les symptômes diarrhéiques dominent, nous recourons encore avec plus de fruit aux douches ascendantes minérales froides. Nous n'avons pas vu peut-être un seul malade qui ne nous ait accusé le grand bien-être occasionné par ce genre de médication. L'action stimulante par leur température et leur composition chimique des sources du 1er groupe, restitue promptement la tonicité qui faisait défaut au gros intestin, traité le plus souvent jusque-là par des lavements émollients et on peut ajouter énervants.

Les premiers jours passés, quand le mieux se maintient, nous ne craignons plus d'adresser le malade à des sources plus fortes. La Saint-Jean par sa saveur agréable, sa composition relativement faible sert d'admirable transition aux eaux fortes telles que Marquise, Désirée, Chloé, Rigolette, etc.

. Enfin, suivant ici une manière de faire dont chaque nouvelle saison nous prouve l'efficacité, il est rare que nous laissions partir le malade sans lui faire prendre l'eau de la Dominique, les derniers jours.

Cette pratique présente deux avantages : d'abord, de tonifier le malade qu'une maladie de longue date a nécessairement rendu faible, quelquefois anémique et auquel un régime surveillé pendant son séjour à Vals n'a pas encore permis de faire provision de forces radicales suffisantes. Secondement, nous ajournons autant que possible l'administration de la Dominique à la fin du traitement, parce que généralement nos eaux bicarbonatées sodiques deviennent, à cette époque, désagréables au malade ; il en est saturé, et ce n'est plus qu'avec dégoût qu'il en use. L'eau tempérante et reconstituante de la Dominique est prise alors volontiers et ses effets sont assez prompts.

Nous avons supposé plus haut le cas où les symptômes diarrhéiques prédominent, nous aurons à parler plus tard de ces diarrhées chroniques et nous montrerons quel est le traitement le plus efficace que nous leur adressons.

Pour le moment, il est inutile d'ajouter que si la dyspepsie intestinale avec dominance diarrhéique se manifeste chez un sujet à chairs molles, affaibli, pâle et sans vigueur, nous l'adressons dès notre première entrevue à la Dominique.

Avant de terminer cet article sur la dyspepsie, nous allons prendre dans un passage de notre rapport annuel à l'Académie impériale de médecine quelques chiffres qui représentent la base de nos observations.

Sur quatre-vingt-neuf observations adressées à ce corps savant en 1862, on compte vingt-huit dyspeptiques, dont dix-sept guéris, sept soulagés, un qui quitta l'établissement sans changement d'état, un dont l'état s'aggrava, deux dont la guérison ou le soulagement n'eut lieu qu'après le départ des eaux.

Avons-nous tout dit sur la médication employée à Vals contre les dyspepsies? Non, il est une foule de détails que l'on omet, de ressources inspirées par le besoin de la position qui surviennent quand il le faut et qui nécessiteraient beaucoup trop de pages pour leur exposition.

Si nous n'avions qu'une source minérale, qu'une seule espèce de traitement à opposer à cette maladie, quelques mots suffiraient pour en tracer l'exposé complet, mais le lecteur n'a point oublié les *trois grands groupes* d'eaux dont nous disposons; ils entraînent naturellement des variétés nombreuses dans leurs applications thérapeutiques.

CHAPITRE II.

Entérite chronique et gastro-entérite.

Dans mon rapport de 1861, rapport qui fut honoré d'une récompense académique, je notais quatorze cas de gastro-entérite, huit guéris, un soulagé, deux ayant quitté l'établissement sans changement d'état, un dont l'état s'était ag-

gravé, deux dont l'amélioration ne s'était mani-
festée qu'après leur départ des eaux.

Huit guéris sur quatorze serait une proportion bien belle, mais nous devons répéter ici la
réflexion qui accompagnait notre rapport : « Les
« chiffres qui précèdent ne donneraient point
« une idée juste de l'effet des eaux de Vals sur les
« inflammations de l'estomac et de l'intestin, si
« nous ne faisions remarquer qu'à cette classe
« de maladies, il faut rapporter ces cas d'alter-
« native de diarrhée et constipation, de borbo-
« rygmes même avec douleur qui devraient,
« peut-être avec plus de justice, être rattachés
« à la classe des dyspepsies intestinales. Ainsi,
« les cas d'entérite franche, aiguë, sont loin de
« se bien trouver de l'usage des eaux fortes de
« Vals. Le traitement de ceux-là consiste sur-
« tout dans les bains prolongés d'eau douce et
« une faible dose de Marie avec lait ou bouil-
« lon. L'eau de la source Marie administrée
« ainsi paraît avoir des qualités sédatives que
« n'auraient pas les autres eaux alcalines beau-
« coup plus chargées qu'elle en principes mi-
« néralisateurs.

« J'ai souvent administré avec succès l'eau
« de la source Marie dans les convalescences
« de fièvre typhoïde alors qu'il reste encore un
« certain degré de sensibilité abdominale, d'a-
« cuité dans la maladie. Ici encore, comme dans
« les dyspepsies par irritation, il existe certains
« états, avec limbe de la langue rouge, douleur
« gastrique après l'ingestion des aliments ou à
« la pression, retentissement douloureux par
« la marche, qui sont momentanément aggra-
« vés par l'usage des eaux, et qui, plus tard,
« dénaturés pour ainsi dire par cet excès d'in-
« flammation, guérissent comme si l'irritation
« déterminée par les eaux s'était substituée à
« celle qui existait déjà.

« Il en est de même pour ces cas de gastrite
« chronique avec épaississement présumé des
« membranes que l'on guérit à force de pa-
« tience après deux ou trois cures. Ces cas
« sont souvent confondus avec des dégéné-
« rescences. »

CHAPITRE III.

Diarrhée.

Nous devons faire pour Vals un article à part pour ce symptôme.

Comme corollaire, comme dernière expression de l'entérite, il existe des états dans lesquels le malade est condamné souvent pendant de longues années à n'avoir que des selles diarrhéiques. Quelquefois, on remarquera des matières fécales parfaitement digérées, mais liquides, spumeuses, parfois, au contraire, véritable lienterie, on distinguera des aliments que la digestion n'a point attaqués et qui sortent tels qu'il étaient entrés après l'acte de la mastication.

Ces états divers de diarrhée seraient parfois difficilement rattachés à une entérite franche. L'absence complète de douleur prouve que s'il y a inflammation, elle n'est pas franche ni étendue, et cependant la chronicité en fait presqu'une maladie à part, l'état de dépérissement des malades en fait une maladie grave.

Je pourrais rapporter des exemples plus frap_ pants de cette maladie qui n'ont point résisté à la médication spéciale qu'on leur oppose à Vals.

Disons d'abord que l'injection des eaux alcalines ne guérit point ces états ; que si la dose en est un peu forte, c'est de l'exagération que l'on obtient et non une amélioration.

Les douches ascendantes minérales froides sont le meilleur remède que nous ayons à opposer à ces dérangements fonctionnels. Nous n'avons pas rencontré un seul malade qui ne nous ait accusé le bien-être éprouvé à la suite de cette médication. La guérison est quelquefois d'une promptitude remarquable.

Je me rappelle un jeune avocat du département du Gard qui, à la suite d'une violente gastro-entérite déterminée par l'ingestion de matières irritantes, et que l'on ne put calmer qu'après plusieurs jours d'un traitement sévère, vit une diarrhée permanente s'établir et résister plus d'un an à tout remède.

13

La douleur était nulle, mais chaque évacuation était liquide, l'appétit était conservé; néanmoins le malade était sans forces, ses jambes refusaient de le porter. Quelques douches ascendantes minérales froides suffirent pour guérir cette maladie qui n'a plus reparu; j'ai revu le malade quatre ans après.

Je pourrais citer bien d'autres cas semblables qui m'ont frappé, et par la persistance du mal et par la promptitude de la guérison.

Il est des cas, en apparence identiques à ceux dont je viens de parler, devant lesquels cette médication échoue. Mais même alors, les douches produisent un effet salutaire, impression agréable recherchée par les malades.

Constipation.

Les motifs qui nous ont décidé à faire un article à part pour la diarrhée, nous poussent également à parler ici de la constipation. Cette dernière se rattache comme la diarrhée à la grande classe des gastro-entérites, mais le choix des malades qui se rendent à Vals nous autorise à parler spécialement de ce symptôme.

La constipation aux eaux de Vals se présente avec les mêmes caractères que la diarrhée. Elle est active ou passive. Dans ce dernier cas, les douches ascendantes minérales froides, les eaux ferrugineuses, la Dominique en tête, doivent être employées pour rétablir le ton des membranes.

Si la constipation tient à un état hypersthénique soit intestinal, soit constitutionnel, des douches ascendantes d'eau douce et tiède modifient cet état, elles enlèvent du ton aux membranes. C'est alors que les eaux bicarbonatées sodiques, la Chloé, la Désirée, la Saint-Jean par sa minéralisation plus faible, agissent comme altérantes, sur la crase du sang, augmentent la circulation, favorisent l'hématose et, en fin de compte, font disparaître l'accumulation des matières fécales qui, éléments d'un cercle vicieux, entretenaient la paresse de la circulation abdominale.

. . On ne doit point s'étonner de cette impression favorisant l'hématose. Les faits parlent en faveur. Quand nous nous occuperons de la pléthore, nous dirons que les hommes les plus obèses, les plus chargés en couleur, c'est-à-dire dont le sang offre la plus riche coloration, perdent cet aspect rutilant de leur figure par l'usage des eaux bicarbonatées, à doses modérées. Ce phénomène n'est-il pas la preuve que leur sang a éprouvé dans sa crase, dans sa manière d'être une modification qui l'a rendu moins rougeâtre, moins stagnant, partant plus ou moins hématosé.

Gastralgie. — Entéralgie.

Il se présente souvent à notre consultation de Vals, des malades atteints de gastralgie. Il faut distinguer la gastralgie constante, continue ou presque continue, état de souffrance permanent de l'estomac, et la gastralgie discontinue, névralgie revenant par accès, par crampes, d'une durée illimitée. Car si l'on en voit ne durer qu'une heure, il en est d'autres qui durent des semaines, pendant lesquelles le malade éprouve les tortures les plus cruelles.

Ces dernières, les crampes d'estomac sont

presque toujours heureusement modifiées par nos eaux.

Nous avons eu bien des fois l'occasion de revoir des personnes atteintes de cette maladie, qui nous assuraient que leurs accès avaient été ou éloignés, ou amoindris, ou totalement guéris. Du reste, une seule cure suffit rarement pour tout un traitement.

En général, les gastralgiques de cette espèce présentent les apparences de la santé. Une fois leur accès passé, on peut leur permettre des doses assez élevées d'eaux alcalines. Mais il n'est pas rare d'en rencontrer d'autres chez lesquels, au contraire, les premières verrées rappelleraient l'accès, si l'on n'avait pas soin de surveiller attentivement les débuts. Il m'arrive fort souvent de prescrire des demies, des quarts de verrées, les premiers jours, pour ne pas surexciter trop promptement un organe dont l'éréthisme nerveux a pris la première place.

C'est dans ces cas bizarres, capricieux comme toutes les affections de nature nerveuse, qu'il faut avoir l'œil le plus ouvert. C'est là

que le médecin de Vals se trouve heureux d'a-
voir sous la main la variété d'eaux minérales
que la nature lui présente. Ici, point de ratio-
nalisme : tel digère la source la plus minéralisée qui ne supporte pas quelques gouttes de
Marie, de Saint-Jean ; tel autre incommodé par
le gaz ou la fraîcheur de la Chloé, supportera
la Marquise, plus chaude et cependant la plus
minéralisée. C'est par ces tâtonnements, souvent fort longs, que l'on arrive à offrir au malade l'eau qui lui convient. C'est encore ici le
lieu de rappeler les services que l'eau thermalisée de la Chloé rend, dans ces cas où la boisson froide n'est pas tolérée.

Les premiers pas franchis, en général, la tolérance s'établit ; la douleur qui était là, mena-
çant de se réveiller, se calme. Le malade accuse
une réceptivité plus grande de son estomac, le
médecin peut lâcher les rênes. Chaque année,
je vois de ces malades qui, huit jours durant,
ont ingéré des doses minimes d'eau minérale et
qui arrivent à en ingérer cinq ou six verrées.

La difficulté du traitement vient surtout du
début. Nous le répétons, une verrée, une simple

verrée ingérée tout-à-coup, compromettra le résultat du traitement, alors que prise à intervalles séparés, elle eût avantageusement modifié l'estomac. Cette erreur de traitement, nous
la signalons avec soin, parce que c'est pour de
semblables erreurs que nous sommes le plus
souvent consultés par les imprudents qui viennent se traiter à Vals sans guide et sur un simple conseil donné par leur médecin.

Quant aux gastralgies discontinues, revenant
par accès, je vais transcrire une note que
je retrouve dans mon rapport à l'Académie. « Si
« l'on jette un coup d'œil sur les cas de gas-
« tralgie que nous citons, on verra que nos
« malades étaient tous sujets à cette névralgie
« de l'estomac, revenant par accès ou attaques,
« comme le font les névralgies en général. Ici,
« le bien-être occasionné par le traitement ne
« peut être manifeste, parce que les malades
« ne sont pas tous souffrants pendant la cure.
« Ce qui est bien certain, c'est que les bicar-
« bonatées sodiques améliorent très bien dans
« l'avenir ces sortes d'états ; sur sept malades,
« six guéris, c'est un résultat à consigner. »

Le mot gastralgie s'applique encore à un état plus indéterminé, état dont nous avons dit un mot dans la dyspepsie par irritation, état qui peut bien aussi être confondu avec la gastrite. Nous avons dit que les eaux bicarbonatées l'exaspèrent le plus souvent, nous avons ajouté qu'à nos yeux cette exaspération n'était point une cause de suspension ni d'abandon du traitement; qu'au contraire, un peu de persistance dans l'ingestion des eaux alcalines, en déterminant un surcroît d'irritation, produisait plus tard un calme étonnant, et nous cherchions à donner une idée de ce qui se passait alors en comparant l'effet produit à celui que l'on obtient, toutes les fois que l'on fait de la médication substitutive.

Enfin, chacun sait combien sont fréquentes les gastralgies, les douleurs gastralgiques dans la chlorose et autres états à débilitation manifeste; ici, la Dominique produit les meilleurs effets. Nous avons constaté maintes fois, ces résultats que nous avons attribués ailleurs à son action toni-sédative et reconstituante.

Dans la saison de 1862 j'ai constaté l'effica-

cité de cette source dans des symptômes gastralgiques liés à un épuisement général dû à
des causes diverses : air vicié, privation d'aliments, émotions morales tristes. Nous parlons
de Privat, l'un des malheureux qui resta plusieurs jours dans un recoin des mines de houille
de Lalle près Bessèges. Avec des apparences de
bouffissure de la face, un teint terreux prononcé,
Privat se plaint de ne pouvoir se remettre. Les
jambes sont douloureuses, sa tête incertaine est
le siége de mille sensations pénibles. Il existe
chez cet infortuné des traces profondes d'empoisonnement miasmatique.

Les eaux alcalines en bains et en boisson
étaient mal supportées, et je n'obtins un commencement d'amélioration que par l'usage de
la Dominique.

Si la névralgie de l'estomac donne lieu à des
vomissements, à des vomituritions, etc.; quand
elle envahit l'intestin sous le nom d'entéralgie,
elle peut donner lieu à des troubles fonctionnels correspondants.

Nous en avons dit assez sur ces divers symptômes pour qu'il soit inutile d'y revenir.

CHAPITRE V.

Maladie du foie.

Maladie du foie et eaux bicarbonatées sodiques sont devenues dans la médecine hydro-
thermale deux termes inséparables tombés dans
le domaine public.

Il est incontestable que les eaux de Vals ont
pour le foie une spécialité évidente ; elles agissent sur lui comme sur ses manifestations morbides avec une promptitude remarquable. Sans
parler encore des maladies proprement dites
de cet organe, il est surprenant de voir le peu
de temps que met à s'éclaircir le teint bilieux
des nombreux dyspeptiques qui affluent à Vals
et dont la maladie était sous la dépendance
d'un trouble hépatique.

Mais avant de nous engager dans les développements que comporte le résumé des maladies hépatiques guéries par les eaux de Vals,
il conviendrait d'en préciser le siége et la na-

ture. Or, de tous les organes du corps, le foie est, je crois, celui dont les maladies sont le plus difficiles à préciser. Cette obscurité n'est pas, au fond, aussi funeste qu'on pourrait le croire, elle est plutôt un obstacle, un sujet d'embarras pour celui qui se livre à l'exposition de ces maladies, qu'un vrai malheur pour les malades. A propos de l'importance qu'il y a à connaître les diverses causes étiologiques de l'ictère, Baglïvi disait : *qui bene judicat, bene curat.* Cette sentence perd ici de sa généralité.

Pour les maladies du foie que j'ai pu observer à Vals, maladies nombreuses relativement à l'ensemble des autres espèces morbides qui s'y rencontrent, j'ai été amené à appliquer la distinction suivante : y a-t-il fièvre, n'y a-t-il pas fièvre? Mon premier soin, dès la première entrevue avec le malade, consiste, en effet, à constater si la maladie est pyrétique ou apprétique.

Pour trop de médecins, maladie du foie implique usage des eaux minérales; eh bien, je n'ai jamais vu un hépatisant, depuis la plus tendre jaunisse jusqu'aux désordres les plus grands du foie, éprouver un bon résultat si la peau était chaude, le pouls vif, accéléré, en un mot, s'il y avait fièvre. Non-seulement je n'ai jamais constaté d'amélioration, mais j'ai vu chez un certain nombre suivre une aggravation manifestement due à l'usage des eaux, et pourtant, nous disposons ici d'eaux beaucoup plus faibles qu'ailleurs, nous pouvons les administrer à doses si petites qu'elles devraient, ce semble, passer inaperçues. Il n'en est rien, elles fatiguent encore.

D'une manière générale, les eaux de Vals ne sont jamais contre-indiquées dans les maladies apyrétiques du foie. Nous ne disons pas par là que toutes les maladies apyrétiques soient guéries ou soulagées, mais que l'on peut leur appliquer le traitement de Vals, sans craindre de déterminer d'aggravation fâcheuse.

A part les calculs hépatiques, quand leur présence est prouvée matériellement, il est fort souvent difficile de déterminer à quel genre précis de lésion hépatique l'on a à faire. L'on voit avec évidence une maladie, quelque chose du côté du foie; mais distinguer l'affection, la séparer des autres est souvent impossible.

Entre une obstruction, un empâtement, un engorgement, une hypertrophie légère, des calculs cachés, des tumeurs insensibles, des névralgies, etc., les différences sont bien souvent minimes. Heureusement ces divers états tombent tous sous l'application du traitement de Vals, et le médecin voit son malade guérir sous ses yeux, sans pouvoir se rendre un compte exact de la maladie dont il guérit. Telle est, du moins, la position qui m'est faite à Vals, malgré mes efforts incessants pour sortir de cet incertain.

Si les névralgies du foie, si la douleur provoquée par des calculs se distinguent par leur violence; on sait, d'un autre côté, que les maladies les plus graves de cet organe peuvent ne déterminer qu'un très léger sentiment de gêne, se développer, même à l'insu des malades. De là pour le médecin l'importance de s'assurer, autant qu'il lui est possible, de la gravité du mal, avant de donner ses prescriptions.

Obstructions, Empâtements, Engorgements, Hypertrophie du foie, Hépatite chronique.

On s'entend mieux sur la valeur de ces mots, qu'on ne saurait le dire. Du reste, inventés pour les besoins de la théorie que chacun s'est faite sur la nature du mal, nul doute que pour un grand nombre de médecins, ces termes n'aient la même signification. Faisons cependant une réserve pour une question de coup d'œil. Il est évident que personne n'appellera obstruction du foie, une hypertrophie allant jusqu'à l'os des îles; mais il y aura obstruction, engorgements nominatifs, sinon effectifs dans les débuts, alors que le foie n'ayant point dépassé les côtes, est en voie de migration partielle.

Que l'altération porte sur une partie ou sur l'autre du foie, les eaux de Vals sont d'une efficacité remarquable dans les maladies de cet organe. J'ai assisté à des guérisons extraordinaires, et c'est pour ces cas que l'on regrette de ne pouvoir rendre au lecteur un compte assez exact de ce que l'on a vu, pour lui inspirer la confiance que l'on a soi-même.

Dans le commencement de la saison de 1861, un malade du département de Vaucluse arrive à Vals, il a trente-sept ans. Son aspect frappe par la couleur ictérique la plus prononcée. Appétit nul, vomissements fréquents. Les mets les mieux préparés inspirent une répugnance invincible. Le malade est de haute stature et jouissait d'un embonpoint considérable, lorsqu'il y a six mois, sans cause connue, il a perdu douze kilogrammes de son poids et est tombé dans l'état où nous le trouvons aujourd'hui.

Les selles sont rares, dures, une douleur constante se fait sentir au niveau de l'hypocondre droit. Ballonnement habituel de l'abdomen, faiblesse excessive à la marche..... Les purgatifs répétés, sangsues à l'anus, amers de toutes sortes..... n'avaient amené aucun soulagement, le malade continuait à dépérir.

En peu de jours, quinze jours, les eaux de Vals l'eurent transformé. Il partit, mangeant avec appétit et digérant bien. Les évacuations alvines étaient régularisées, les forces revenues. De l'ictère, pas de traces. Le malade continua quelque temps encore l'usage des eaux chez lui, et j'ai su depuis que la guérison s'était maintenue.

Voilà certainement une obstruction, un empâtement, un engorgement du foie qui datait de six mois et qui ne paraissait pas devoir se terminer spontanément, ni céder aux divers traitements qu'on pouvait lui opposer encore.

Si la réputation des eaux de Vals dans les cas de ce genre n'était point faite, on serait frappé d'étonnement à la vue d'effets si rapides.

Des cas de ce genre se présentent tous les jours à notre observation. On comprend qu'il faille une aptitude bien grande d'un remède pour détruire une maladie chronique contre laquelle les remèdes, en apparence les mieux appropriés, ont complètement échoué.

Comment arrive la guérison, est-ce par une perturbation générale de l'organisme, est-ce au moyen d'une de ces crises dont la nature nous rend parfois les témoins dans la cure ra-

dicale de certaines maladies invétérées ? Nullement, l'appétit augmente légèrement d'abord,
le sommeil suit, les forces reviennent, les urines,
les selles se régularisent et, après quelques
jours, la guérison est faite.

Cette action prompte est-elle la règle? On
peut répondre affirmativement s'il s'agit de cas
d'obstruction, d'empâtements hépatiques sans
modification ou altération moléculaire bien avancée ; s'il s'agit, pour guérir, de rappeler l'appétit,
de solliciter l'estomac, le duodénum qui à son
tour, sans doute, sollicite les canaux cholédoques et en fin de compte produit un effet qui
de proche en proche arrive dans la substance
même du foie; s'il s'agit d'opérer dans les humeurs, ces changements exigés par un teint bilieux prononcé, inappétence, langue saburrale
ou non, mauvaise bouche, sentiment constant
de plénitude à l'épigastre, douleur ou gêne vers
l'hypocondre droit, constipation plus ou moins
forte ; tous ces symptômes durant depuis plusieurs mois ou non, mais ne provoquant pas de
réaction fébrile intense, à coup sûr le traitement
de Vals le fait disparaître rapidement.

On ne remarquera pas la même promptitude
de guérison dans d'autres états morbides du
foie coïncidant avec des altérations moléculaires
ou de textures avancées. Il faut, en général,
plusieurs cures pour avoir raison de ces cas pathologiques.

Plus le début de l'affection est voisin du moment où l'on emploie l'eau minérale, plus est
grande la chance d'activer la guérison. On ne
doit pas oublier que nous ne parlons ici que des
états apyrétiques.

Il est de ces engorgements, embarras gastro-
hépatiques qui débutent sans fièvre et qui n'en
ont pas moins une durée fort longue, pouvant
produire des désordres d'autant plus graves
qu'ils sont abandonnés plus longtemps à eux-
mêmes. Vals les guérit facilement.

A mon avis, ce n'est pas de savoir depuis quel
temps a commencé la maladie que le médecin
de Vals doit se préoccuper : il doit voir du
premier coup, si la maladie présente quelque
chose d'aigu, s'il y a fièvre. Dans ce cas, il y a
tout à craindre que les eaux ne réussissent point.
Le malaise, l'insomnie, la fièvre enfin iront en

augmentant par l'usage des eaux. J'ai montré
déjà que dans certaines dyspepsies, certaines
gastrites, je montrerai que dans les cystites catarrhales ou non, une certaine irritation factice
des eaux produit de bons résultats. On ne saurait établir la même identité d'action dans
l'exaspération que déterminent les eaux dans
les maladies du foie avec fièvre.

Cette contre-indication due à l'état fébrile
explique pourquoi de savants auteurs, en s'occupant des mêmes maladies au point de vue
de l'action des eaux de Vichy ont posé cette
question : à quelle distance de son début une
maladie du foie doit-elle être traitée à Vichy? et
l'ont résolue en posant pour terme de dix-huit
mois à quatre ans.

Nous pensons être plus dans le vrai en avançant que l'on doit traiter par les eaux de Vals
une maladie du foie qui se manifeste sans fièvre,
le plus tôt possible, plus on attend, plus on donne
au mal le temps de s'accroître.

Quant à la maladie de foie avec symptômes
fébriles, soit aigus, soit chroniques, on doit les
combattre par des moyens appropriés et aussi-

tôt qu'ils sont amendés, on doit recourir à l'eau
de Vals.

Dans le cours d'un traitement dirigé contre
une hypertrophie ou contre quelque autre affection plus difficile à déterminer, mais sans fièvre,
il arrive souvent qu'on voit cette dernière survenir. Alors les malades viennent se plaindre
d'insomnie, de céphalalgie, leur pouls est devenu
plus fort, plus accéléré, la peau plus chaude,
plus aride, la langue ou plus jaunâtre ou plus
rouge; dans ce cas, le médecin ne doit point
hésiter : il faut suspendre tout traitement et
attendre que tout soit rentré dans l'ordre.

Je suis certain que l'on réussirait ainsi à guérir bien des malades qui, rebutés dès le début,
n'auraient eu ni le savoir de suspendre, ni le
courage de reprendre un traitement si actif.

Cette manière de faire, réussit surtout, est
indispensable même, dans les anciennes affections du foie qui ont résisté à bien des traitements, dont la nature est presque toujours dou-
teuse, qui se décèlent surtout par les symptômes
généraux effrayants qui les accompagnent et
pour la désignation desquels le médecin est trop

souvent réduit à écrire ces tristes mots: *Maladie grave du foie*, affections enracinées qui ne cèdent qu'après plusieurs cures aux eaux, qui ne lâchent le terrain que pied à pied, laissant jusqu'à la fin dans le doute sur leur issue et le médecin et le malade.

C'est dans ces cas de gravité incontestables que l'on constate avec bonheur la puissance d'action des eaux de Vals. Ces maladies graves fournissent souvent un symptôme essentiel à noter. Je veux parler de l'œdème des extrémités, de l'empâtement hypo-gastrique, de l'épanchement intra-abdominal. Quand la maladie a déterminé de tels désordres, les bains les augmentent le plus souvent. Les jambes se raidissent de plus en plus et les malades s'effrayent. Il faut y renoncer. Même dans ces circonstances, l'eau à l'intérieur peut être administrée avec fruit.

Presque tous les malades atteints de ces maladies chroniques sont tombés, par le progrès de leur affection, dans un état de décomposition avancée. L'anémie domine en général, les lèvres, les conjonctives sont exangues, la peau

et les tissus sont mollasses; la nutrition a cessé
de se faire normalement, *hepate vitiato, sangui-
ficatio vitiatur.*

Dans ces cas, l'effet des eaux est complexe :
il se traduit d'une part, en opérant la fonte, la
résorption des tumeurs ou des parties empâ-
tées, de l'autre, en surexcitant la vitalité
endormie de l'estomac, les eaux permettent au
tube digestif de fournir des sucs plus nourriciers. Cette fonte des tumeurs par les eaux de
Vals n'est point d'observation moderne. Le
célèbre médecin d'Arles, Serrier, n'écrivait-il
pas en 1673, dans ses *Observationes medicæ,*
à l'article tumeurs des hypocondres : « Num-
« quid enim multoties est observatum hypo-
« condria prædura mollia evasisse aqua
« impregnata spiritu resolutivo chalybis, aut
« usu aquarum mineralium Vallensium, quæ
« non caliditate et humiditate hos tumores
« superant, sed vi insiti salis et spiritus qui
« insitum cum materiâ crassâ in hypocondriis
« resolvit plane, planeque discutit. »

Cet hommage rendu à l'efficacité des eaux
de Vals démontre clairement que leur vertu

résolutive fut une des premières observées.

La résolution n'est pas toujours le phénomène initial. On voit souvent, au contraire, le
malade recouvrer de l'appétit, éprouver un commencement d'amélioration marquée dans son
état général, due seulement à la meilleure qualité des sucs nourriciers sortis du tube digestif,
sans que pour cela la maladie principale, l'altération pathologique soit en rien modifiée par
les eaux, du moins en apparence.

Enfin, tant sont variés les procédés de la
nature, une, deux cures se passeront avec ce
mince résultat ; l'augmentation de l'appétit,
lorsque après deux ou trois ans de ce traitement, la maladie entrant dans une nouvelle
phase, éprouve des modifications salutaires et
inattendues. Le champ d'action des eaux paraît
s'être établi dans le foie lui-même ; c'est cet
organe qui paraît recevoir tout l'effet du traitement et qui frappe l'observateur.

Il m'a été donné de voir à Vals plusieurs
malades que j'avais condamnés, *in peto*, à une
mort prochaine et inévitable, présenter la succession des phénomènes que je viens d'énumé-

rer. A chaque saison nouvelle, je les voyais revivre, et l'on ne pouvait sans parti pris, s'empêcher d'attribuer leur lente guérison à cette révolution périodique imposée à leur organisme, qu'ils venaient annuellement demander aux eaux de Vals.

Malheureusement, les données du médecin pour dire, *à priori* : ce malade guérira, ce malade ne guérira pas, sont tellement incertaines, qu'à part quelques cas classiques, pour ainsi dire, il ne règne sur les résultats futurs d'un tel traitement que doute et obscurité.

Telles sont les réflexions que nous inspirent certaines maladies du foie. Dans ce que nous venons de dire, on peut trouver des généralités s'étendant à des cas déterminés. Nous n'avons rien de spécial à ajouter sur l'ictère. Tout médecin saura distinguer aussi bien que nous, s'il est ou non de la catégorie de ceux qui doivent être traités à Vals. Nous ne parlons pas non plus des tumeurs spécifiques, dégénérescences que l'on cherche encore à diagnostiquer et à traiter.

Hépatalgie.

Le foie comme les autres organes est soumis à des névralgies. La symptômatologie des coliques hépatiques, calculeuses et de l'hépatalgie n'est pas riche en signes pathognomoniques ; il faut cependant accepter de confiance ce qu'en disent les auteurs et admettre l'hépatalgie par analogie des névralgies avec d'autres organes. C'est encore à l'analogie des eaux de Vals avec celles de Vichy que j'ai recours pour témoigner de l'heureuse influence des premières sur cet état pathologique. J'ai été consulté quelques fois par des malades sujets à de violentes douleurs dans la région du foie et qui n'avaient jamais eu ni ictère, ni traces de calculs ; il était assez rationnel de ranger ces désordres dans les névralgies du foie. Chez ceux-là, l'action des eaux s'est toujours montrée salutaire.

Calculs biliaires.

Nous allons aborder un autre genre pathologique du foie plus facile à traiter, parce qu'ici la lumière est plus éclatante et que l'on peut, le plus souvent, palper les pièces de conviction. Il est question des calculs biliaires.

Le foie comme le rein, la vésicule du fiel, les canaux cystiques et cholédoques, comme la vessie, les uretères et le canal de l'urètre peuvent se trouver dépositaires de calculs, de graviers biliaires ou urinaires.

Si le praticien est parfois réduit à soupçonner l'existence de ces corps étrangers, il lui arrive souvent aussi d'avoir sous les yeux la preuve de son diagnostic. Le foie comme le rein laissent en effet échapper fréquemment au dehors ces produits formés dans leur sein.

Les eaux de Vals ont une action directe principalement sur la maladie dont nous nous occupons.

Erreur de la nutrition, résultat d'un vice constitutionnel; le calcul urinaire, comme le calcul du foie, est toujours atteint par l'eau de Vals.

Mis en présence de cette sorte de spécifique, comment se comporte-t-il, que devient-il, comment se trouve influencée l'économie?

Question complexe sur laquelle nous allons exposer notre manière de voir.

Les eaux de Vals ont la propriété de provoquer sur place, autour de ces corps étrangers
un travail d'expulsion, travail accompagné
souvent de douleurs, et qui parfois s'opère à
l'insu, pour ainsi dire, du malade.

Elles sont un véritable critérium des calculs,
soit biliaires, soit urinaires. J'ai vu à Vals quelques personnes qui, n'ayant jamais éprouvé de
coliques néphrétiques ou hépatiques, mais souffrant néanmoins de malaises gastro-hépatiques
de cause inconnue, être prises au milieu de la
cure, de violentes douleurs au côté droit et rendre des calculs par l'anus peu de temps après.

Que les eaux de Vals dissolvent les calculs, je
ne le pense pas ; s'il en était ainsi, en effet, on
ne s'expliquerait pas pourquoi des calculs volumineux se feraient jour au dehors après des
souffrances inouïes ; pourquoi, par exemple, un
calcul de quarante ou cinquante centigrammes
serait expulsé au moment du traitement, après
avoir subi, si l'on veut, une dissolution de moitié. Il semblerait plus naturel qu'il eut été ex-

pulsé alors qu'en voie de formation, il ne pesait que un ou deux ou dix centigrammes et qu'il avait un volume quarante fois moindre.

On doit voir dans ces issues de calculs autre chose que de la dissolution. Il semble que les eaux de Vals ont la propriété de réveiller dans les tissus une propriété expulsive qui les pousse à se débarrasser de ces corps parasites vivant et se développant dans leur sein. Ceci n'explique rien, il est vrai, mais mieux vaut laisser le fait de l'expulsion debout et incontesté que l'amoindrir en lui donnant une explication que rien ne justifie.

Les eaux de Vals changent, modifient la nature des sécrétions, c'est un fait positif. Il ne répugne pas de comprendre que des produits formés dans des conditions données, devenus corps étrangers par le fait du changement de ces mêmes conditions déterminé par les eaux, soient soumis à un travail d'élimination. C'est une loi de l'organisme de se débarrasser de tout ce qui lui est étranger.

Assez de savants, dont le nom fait autorité, ont combattu la théorie de la dissolution; s'il

fallait un témoignage ancien nous pourrions
invoquer celui du médecin Serrier, d'Arles, en
appliquant aux productions biliaires ce qu'il
disait des calculs du rein : ayant éprouvé combien étaient efficaces les eaux de *Vals* dans les
calculs urinaires il écrivait : « Præscribuntur
« equidem peritis medicis, crebro in hâc pro-
« vinciâ (Provence) aquæ *Vallenses* quibus non
« frangitur equidem calculus sed vi sua *abster-*
« *siva eluitur a parietibus renum.* »

Le dernier membre de phrase s'explique sur
l'action des eaux ; le calcul n'est point brisé,
dissous par l'eau de Vals, dit-il, mais il est éli-
miné par la propre force expulsive, abstersive,
force expulsive évidemment réveillée par les
eaux.

Les eaux font couler la bile, cela est vrai ;
elle a pris des propriétés différentes par le
passage, à travers le foie, des éléments minéralisateurs, cela est vrai encore. Quelle influence
reçoivent les tissus de ce changement de propriétés ?

Le travail d'élimination n'a pas toujours lieu
dans le calme ; souvent même, les premières

verrées d'eau minérale déterminent vers l'hypocondre droit une tension, un gonflement
fort pénibles. Les eaux déterminent sur le foie
une excitation à peu près certaine et accompagnée soit de sensations simplement pénibles,
soit de véritables coliques extrêmement douloureuses.

Par les symptômes de congestion que l'on
remarque souvent du côté du foie, on dirait que
cet organe devient le siége d'un afflux sanguin,
afflux actif, sthénique, nécessaire pour qu'il se
livre aux efforts d'expulsion qui vont survenir,
comme l'on voit dans un autre genre, les tissus
devenir turgescents, être pris d'inflammation
éliminatrice quand ils ont à se débarrasser
d'un corps étranger arrivé du dehors.

Quoi qu'il en soit, il est à remarquer que
pour cette même maladie, mais sur des malades
différents, les eaux ne déterminent pas toujours
les mêmes effets.

Tantôt l'effet suivra de près l'administration
des eaux, tantôt cet effet ne se manifestera que
longtemps après le départ du malade.

La période dans laquelle se trouve la mala-

die modifie évidemment les phénomènes observés. Ainsi, il est bien probable que l'issue de
calculs de la grosseur d'une tête d'épingle ne
provoquera pas les désordres et partant les
douleurs que provoquera l'expulsion d'un calcul de la grosseur d'un dé à coudre comme j'en
ai vu.

D'un autre côté, la présence de calculs nombreux et volumineux n'implique pas toujours une
douleur considérable. Il n'est pas rare de rencontrer chez des vieillards des vésicules littéralement
farcies, de ces sortes de productions, sans que
rien dans la santé ne fasse pressentir leur présence. Il est à croire que les calculs logés là
depuis fort longtemps ont acquis droit de domicile et qu'après avoir plusieurs fois, sans
doute, provoqué des coliques, ils finissent par
être supportés. On voit tous les jours des corps
étrangers séjourner dans les tissus sans provoquer des désordres graves, tandis que sur
d'autres individus, la présence momentanée des
corps, en apparence les plus inoffensifs, est
suivie d'accidents funestes.

Nous ne pensons pas que ces douleurs observées tiennent exclusivement, soit à un flot de bile qui arrive plus abondante, soit aux aspérités des calculs ; on ne concevrait pas, en admettant une pareille supposition, que ces vésicules distendues par la présence de calculs volumineux pussent, dans certains cas, ne provoquer aucune douleur.

Le calculeux présente, en général, des symtômes variés correspondant aux diverses phases de l'évolution calculeuse.

Dans les débuts, par exemple, on constatera chez lui le tempérament bilieux, ses digestions, son appétit, bons jusque-là, iront, en se dérangeant de plus en plus ; de là des changements nécessaires dans les fonctions intestinales.

A l'état souvent saburral, pâteux de la langue et de la bouche, à une sensation pénible, vague, mais persistante de la région épigastrique et épihépatique, à un certain état de somnolence, de paresse ou d'engourdissement cérébral qui se manifestent de bonne heure, tous symptômes caractéristiques aussi d'une obstruction hépatique ; succède bientôt une aggravation manifeste dans l'état local et général, aggravation symptômatique du développement pris par les calculs.

Les symptômes précédents se rapportent, on peut dire, à la période d'incubation calculeuse, période pendant laquelle les humeurs subissent les modifications qui plus tard donneront naissance aux produits solides.

Le produit une fois formé, la symptômatologie n'est point changée, elle est aggravée.

Le teint bilieux pourra devenir complètement ictérique. La douleur vague de l'hypocondre pourra devenir suraiguë. Un simple mouvement du corps, le simple contact d'un corps extérieur seront suivis de souffrances atroces, parfois de vomissements, d'ictère général, parfois enfin de calculs rendus par la bouche, beaucoup plus souvent par l'anus.

Contre ce cortége morbide, les eaux de Vals sont toutes puissantes. Nous l'avons dit, les uns au début éprouvent du côté du foie l'excitation nécessaire pour expulser les calculs; d'autres, doués d'une réceptivité moins grande, ressentent cette excitation à un degré si prononcé que dès les premiers jours, ils se verraient forcés de renoncer à l'usage des eaux, si Vals ne possédait des sources à minéralisation si faible que les tempéraments les plus excitables peuvent les supporter.

C'est dans ces cas surtout où l'hypocondre devient tendu, douloureux aux moindres doses de nos eaux fortes du 1er groupe; que les eaux de la Marie, de la Saint-Jean deviennent précieuses. Il est rare, en effet, de trouver un seul malade qui ne les supporte facilement. Cette tolérance de quelques jours permet bientôt de s'adresser à celles qui sont plus fortes comme la Chloé, Désirée, Rigolette, Marquise. Grâce à cette graduation, à cette gamme dans nos eaux, le traitement le plus sérieux peut se commencer et se poursuivre sans interruption.

Lorsque la paresse intestinale domine, que l'abdomen est flasque, mollasse, sans ressort, que les chairs présentent aussi cette flaccidité caractéristique d'un long état de souffrance, nous intercalons quelques verrées de Dominique, en même temps que nous usons des douches ascendantes minérales froides.

L'état général n'est pas toujours conforme à

la description précédente : il n'est pas rare de rencontrer des calculeux qui, tout en portant les attributs du tempérament bilieux, jouissent cependant d'une santé passable et qui ne la voient troublée qu'à de longs intervalles. Chez ceux-là les eaux fortes provoquent souvent, dès le début, un bien-être inaccoutumé qui se prolonge jusqu'à la fin de la cure; ou bien, après le premier ou le deuxième jour, ils voient survenir les accidents aigus auxquels ils sont sujets par intervalles. Dans l'un et l'autre cas, le résultat est favorable. Aussitôt que l'état aigu est passé, le traitement doit être repris.

Cette crise, cet état aigu survient souvent, après le départ des malades. Il est inutile de faire remarquer que ces violentes douleurs sont dues probablement toujours au déplacement des calculs, à l'irritation que leur migration détermine dans les tissus.

Une femme de trente-deux ans environ, ayant tous les attributs du tempérament bilieux sanguin, d'une constitution forte, souffrait depuis trois ans de douleurs gravatives, dans l'hypocondre droit. L'abdomen était empâté et avait subi un développement considérable, simulant à première vue, une grossesse avancée; un traitement varié avait été employé, mais toujours avec peu de fruit.

Cette femme vint à Vals, en 1860, y fit une première cure de quinze jours, et revint une deuxième fois en septembre. Les premières verrées de Chloé ayant déterminé une tension pénible au niveau de la vésicule, la malade fut mise à l'usage de la Marie qui lui réussit fort bien, et au bout de peu de jours, elle s'adressa à la source Camuse. L'usage de cette dernière amena de la diarrhée qui fit le plus grand bien à la malade.

À son retour, en septembre, l'état général était bien meilleur. La malade prit encore de l'eau de la Camuse pendant huit jours.

En octobre suivant, la malade fut prise de douleurs atroces, accompagnées de lipothymies incessantes, sueurs froides, état très fâcheux. Au milieu de l'état le plus alarmant, alors qu'on la croyait arrivée à son dernier moment (1),

(1) Si je ne craignais de forcer l'analogie, je retrou-

une détente s'opère suivie d'un flux diarrhéique abondant. Ces désordres étaient dus à la migration d'un énorme calcul. Il fut retrouvé, en effet, dans les selles. Il était gros, me dit la malade, comme un dé à coudre. Ce premier fut suivi de cinq autres. Dans la saison de 1861, cette femme m'en remit un des moyens. Il pesait quarante-cinq centigrammes et avait les dimensions d'une noisette ordinaire.

En 1862, la malade est revenue boire de l'eau ; elle n'éprouve plus rien au côté. Ajoutons que, de temps à autre, elle a toujours fait usage à domicile des eaux de Vals.

A côté de cette observation écourtée, mais suffisante pour faire apprécier l'action à long terme des eaux de Vals, nous pourrions citer l'observation d'une religieuse de Valence qui,

---

verais dans l'action des eaux de Vals, sur les calculeux, les divers degrés de douleurs et contractions qui président à l'accouchement naturel. La sortie d'un calcul serait aussi un accouchement et les diverses sensations ressenties représenteraient celles qui correspondent aux expressions : *mouches, préparantes, expulsives, conquassantes.*

après avoir fait une cure à Vals, pour certains troubles gastro-abdominaux mal déterminés, eût trois mois durant, de retour chez elle, des selles entraînant sans cesse des milliers de petits graviers biliaires.

Nous venons de parler de l'action des eaux de Vals sur le calcul lui-même. Comment se comportent-elles vis-à-vis du calculeux? Car, expulser un calcul, ce n'est point guérir, il faut encore prévenir la récidive.

L'expérience prouve qu'à leur action expulsive, les eaux de Vals joignent une action altérante, si l'on veut, action par laquelle le calcul ne se reforme pas, pourvu que leur usage soit convenablement prolongé, et le calcul ne se reforme pas parce que les eaux ont le pouvoir de détruire tous ces symptômes, empâtement abdominal, innapétence, constipation, langue pâteuse, torpeur, mouvements congestifs du foie, etc., etc., tous symptômes précurseurs de la formation de ces produits, au sein de l'organisme.

Nous disons que c'est en vertu de leur action altérante, que les eaux de Vals déterminent la guérison radicale des calculeux. Cette action ne saurait leur être contestée, pas plus que leurs effets résolutifs, sédatifs, etc., dans des cas donnés.

En considérant les eaux de Vals, comme un tout indivisible, comme un médicament simple quoique très composé d'éléments divers, on est forcé de leur reconnaître des vertus différentes, selon les cas.

On peut dire que si elles sont ce qu'elles sont, elles sont aussi ce que les fait la maladie; il serait difficile à un sujet anémique, émacié par la maladie, de reconnaître sur lui-même l'action fondante ou résolutive de nos eaux; mais que cet anémique use modérément des eaux de la Chloé, par exemple, qu'il prenne des bains d'eau minérale, et bientôt à la vigueur qu'il va voir renaître, aux couleurs rosées des muqueuses, à l'appétit, au contentement qui vont se manifester, il reconnaîtra la propriété reconstituante des eaux de Vals.

Au contraire, le goutteux impotent, l'homme atteint d'une hypertrophie du foie, constateront sur eux-mêmes, leurs effets altérants et résolutifs.

Les eaux frappent à toutes les portes, disait Bordeu, à propos des eaux minérales des Pyrénées. Nous avons ajouté ailleurs qu'il est naturel que la porte la moins solide soit la première ouverte, ou que la plus faible ressente le plus tôt leur choc.

Qu'un homme en parfaite santé prenne pendant quinze jours quelques verrées d'eau de Vals, il ne s'en trouvera pas sensiblement modifié ; il ne saura dire si elles ont agi sur lui comme altérantes, résolutives ou sédatives. Mais que ce même homme soit atteint d'hypertrophie du foie, les eaux aussitôt semblent prendre la direction de cet organe, vont opérer sur lui des effets fondants et résolutifs.

En résumé, c'est dans les maladies du système hépatique que les eaux de Vals se montrent surtout puissantes, leur riche minéralisation explique de pareils résultats. Toutefois, n'oublions pas que cette richesse même serait un obstacle à bien des guérisons, si la nature n'eut fait couler à côté des sources les plus fortes connues, d'autres fontaines, la Marie, la Saint-Jean, dont les faibles minéralisations sont indispensables alors que les eaux fortes, provoquant une excitation trop intense, ne sauraient être supportées et forceraient les malades à abandonner complètement le traitement commencé.

Nous avons dit à propos des maladies de l'estomac combien l'existence de ces sources variées dans leur composition était précieuse aux malades, nous aurons occasion de revenir encore sur cette heureuse disposition quand nous traiterons des maladies de l'appareil génito-urinaire.

Maladies des organes génito-urinaires.

Il est remarquable que les premières observations recueillies sur l'action des eaux de Vals portent sur les maladies des organes génito-urinaires. Nous voyons, en effet, en 1610, au lendemain de la découverte des eaux minérales, ce conseiller du roi, président au parlement de Grenoble, Claude Expilly, entonner une hymne de reconnaissance à ce qu'il appelle ses *saintes tutélaires*. Opéré de la pierre en 1609, et son calcul se reformant, les médecins l'envoyèrent à Vals ; il vint, en effet, s'y traiter avec la Marie, ou la Marquise, pendant deux années consécutives, et il fut si bien guéri qu'il ne mourut que vingt-huit ans après, à l'âge de soixante-quinze ans.

Plus tard, en 1673, nous voyons dans Serrier Trophime d'Arles, cette phrase que nous venons de citer comme un témoignage de la non-dissolution des calculs par les eaux alcalines, et qui se rapporte surtout aux calculs de la vessie : « Præscribuntur equidem peritis medicis,
« præter commemorata præsidiæ, crebro in hâc
« provinciâ (Provence) *aquæ Vallenses*, quibus
« non frangitur equidem calculus, sed vi sua
« abstersivâ eluitur a parietibus renum. »

Voyons à notre tour, comment se comportent les eaux de Vals, dans quelques-unes des maladies dont l'appareil génito-urinaire peut être affecté.

Maladie du rein.

La pathologie des maladies du rein comme

celle du foie, est encore couverte de beaucoup d'obscurité. Le diagnostic présente pour cela des incertitudes nécessaires. Nous nous rejettons donc sur celles de ces maladies qui se déterminent par un ensemble de symptômes constants.

Les auteurs qui écrivent de l'action des eaux bicarbonatées sodiques sur l'appareil urinaire ne traitent guère que de la gravelle et du catarrhe vésical ou cystite.

Il est un état cependant, état pathologique assez grave, qui ne peut entrer dans un cadre aussi restreint et qui est largement tributaire des eaux de Vals.

Les malades atteints de cette affection éprouvent une douleur vague dans la région des reins, c'est un poids incommode, les pressions, les percussions y déterminent un retentissement douloureux. Les besoins d'uriner sont parfois fréquents, parfois réguliers et normaux. Ils accusent parfois encore une certaine sensation douloureuse le long des uretères.

Les signes fournis par les urines sont plus importants. Celles-ci arrivent souvent glaireu-

ses, rouges, filantes. J'ai vu un cas dans lequel
tous les symptômes décelaient une maladie des
reins et où les urines étaient presque exclusivement glaireuses, filantes. L'état du canal, les
signes fournis par l'examen de la vessie, ne
permettaient pas de soupçonner une maladie
de ces organes.

C'est dans ces néphrites ou urétérites légères
qu'une certaine excitation tempérée est salutaire. Les eaux de Vals, l'eau des sources Marie
et Saint-Jean remplissent très bien le but qu'on
se propose. Quelques verrées chaque jour, modifient promptement la sécrétion, et l'on ne
tarde pas à constater une amélioration notable.
J'ai vu plusieurs cas de ce genre, l'usage de la
Marie malgré sa très faible minéralisation provoque une certaine excitation, avant-coureur
volontaire de la guérison. Il n'est pas rare d'a-
voir à faire suspendre le traitement, quelque
bénin qu'il soit, pour donner à cette acuité arti-
ficielle le temps de se calmer. Après plusieurs
alternatives de ce genre, le malade retrouve une
guérison solide.

Que se passe-t-il anatomiquement sur les

reins affectés ? y a-t-il des changements moléculaires appréciables, y avait-il une hypertrophie
commençante ? ces états sont-ils le premier
degré d'une période plus grave ? Je viens de
constater un fait plusieurs fois observé dans
ma clientèle de Vals.

Calculs des reins et de la vessie. — coliques néphrétiques.

La citation que nous avons empruntée tout
à l'heure à Serrier, d'Arles, résume exactement
l'action des eaux sur la gravelle. Les eaux de
Vals, dit-il, ne dissolvent pas, ne brisent pas le
calcul; mais il est expulsé par leur propre
force abstersive.

Le sable, les graviers, en effet, qu'ils soient
aux reins ou dans la vessie, disparaissent comme
par enchantement après quelques verrées d'eau
de Vals. Je connais plusieurs malades qui, arri-
vés à Vals avec des urines charriant beaucoup
de sable rouge, les avaient le lendemain pures
de tout dépôt.

Ce que Serrier ne dit point malgré son importance, c'est qu'une fois sorti, le gravier ne se reforme pas pourvu que l'on fasse usage des eaux un temps suffisamment prolongé. Aujourd'hui, je connais plusieurs graveleux qui ne se livraient pas une fois à de la fatigue, à un écart de régime, sans souffrir des reins et sans voir du sable dans leurs urines et qui sont affranchis de cette incommodité en faisant usage à domicile des eaux de Vals, par intervalles plus ou moins éloignés.

J'en vois revenir, chaque année, qui, sans boire chez eux de l'eau de Vals, me racontaient qu'au moyen d'une vingtaine de jours passés à Vals, ils sont débarrassés de ces coliques néphrétiques dont ils ne parlent qu'avec terreur.

Il serait oiseux de s'appesantir sur cette question. Chacun sait que les coliques néphrétiques, comme les coliques hépatiques sont du domaine spécial des eaux bicarbonatées sodiques.

Il peut arriver que l'on ait à faire à un calcul tellement gros qu'il ne puisse traverser les conduits pour arriver au dehors; dans ces cas-là même, les eaux de Vals sont efficaces.

Il arrive, en effet, d'une part que le calcul ne

s'accroît plus à cause des modifications surve-
nues dans l'économie; il ne se trouve plus dans
le même milieu ; les humeurs ont changé de caractère, elles sont devenues normales. D'autre
part, les tissus eux-mêmes sont influencés d'une
autre manière; ils ne réagissent pas si violem-
ment contre la présence de ces corps solides.
J'ai pu constater quelquefois, mais d'une manière palpable, cette tolérance qui survenait à
la suite du traitement de Vals. M. Herpin, de
Metz, fait jouer, dans ces cas, un grand rôle à
l'acide carbonique des eaux qui, dégagé dans
l'économie, y joue le rôle de sédatif par excellence.

Quelque grande que soit l'efficacité des
eaux de Vals, les malades ne doivent point oublier que cette diathèse calculeuse est tenace,
qu'elle est liée fréquemment à leur nature intime, que le germe de leur maladie a été le plus
souvent puisé aux sources mêmes de leur vie,
conditions qui font trop souvent de cette affection un ennemi à tenir impuissant plutôt qu'à
détruire.

Aussi, est-ce un conseil devenu banal que de

recommander aux malades l'usage prolongé, suspendu, repris, des eaux de Vals; c'est le secret d'obtenir toujours des améliorations et quelquefois des guérisons sans récidives.

Les sources faibles de Vals sont d'un grand service aux calculeux : quand le malade s'est saturé d'eau minérale forte pendant vingt ou trente jours, quand il éprouve un dégoût insurmontable pour cette boisson, il ne lui reste qu'à partir; mais bientôt il doit reprendre son traitement. C'est alors que les eaux des sources Marie ou Saint-Jean à table, doivent être employées. Par leurs propriétés légèrement stimulantes qui ne fatiguent nullement les organes digestifs, elles suffisent pour prolonger aussi longtemps qu'on le veut un traitement indispensable.

Sous leur influence, les urines reprennent leurs qualités normales; l'économie subit, sans qu'on s'en doute, les modifications qui restituent aux solides et aux liquides la rectitude qu'ils n'auraient jamais dû perdre. Dans tout ce qui précède, nous avons supposé le cas de calcul ou de sable le plus commun, il est vrai, mais aussi le plus simple. Il arrive que les choses ne se passent pas toujours ainsi, et que l'excessive susceptibilité que nous avons notée pour les calculs hépatiques, se montre avec non moins d'intensité dans les calculs du rein et de la vessie.

Les eaux fortes du 1er groupe ne sont point toujours supportées facilement. Si l'estomac les tolère, leur passage à travers les organes urinaires est accompagné d'excitation telle que le traitement serait forcément suspendu, si l'on n'avait la ressource des eaux faibles.

Bientôt, en parlant des catarrhes de la vessie, nous aurons à parler plus au long de cette heureuse graduation dans la minéralisation de nos eaux. On ne saurait trop revenir sur une telle disposition.

Est-il nécessaire que la diathèse calculeuse soit bien la diathèse urique; en un mot, qu'il y ait dans les organes urinaires ou dans le sang des acides à neutraliser pour que les eaux de Vals soient indiquées? je ne le pense pas. La rareté des calculs d'oxalate de chaux et même de phosphate ammoniaco-magnésien ne permet

point de se faire une opinion basée sur un grand
nombre d'observations, mais j'ai vu quelques
cas de gravelle blanche entraînée par les urines
sous l'influence des eaux de Vals qui suffisent
pour justifier cette assertion.

L'action dissolvante des eaux est devenue
plus que problématique, leur action expulsive
est incontestable. C'est en agissant sur les tissus, sur la crase du sang plutôt que sur la
pierre qu'elles sont actives. Il faut donc bien
reconnaître que leur efficacité ne doit pas être
exclusivement recherchée dans leurs rapports
chimiques avec la composition de la pierre.
Comment expliquerait-on l'action incontestable d'autres eaux minérales de composition différente?

Les iatrochimistes peuvent craindre que
sous l'influence d'eaux aussi chargées en soude,
la gravelle blanche ne s'augmente par dépôts
successifs, mais l'expérience journalière fait
bonne justice de ces craintes. Ainsi, le bourg
de Vals compte parmi ses habitants plus de
trois cents personnes qui font un usage habituel
de l'eau minérale à leur repas; or, je n'en ai pas

vu une seule qui fut atteinte de gravelle. Je me
trompe, en douze ans de pratique dans le pays,
j'ai vu une pauvre femme atteinte d'un énorme
calcul ammoniaco-magnésien gros comme une
orange de volume moyen. Mes confrères d'Aubenas et moi nous opérâmes cette malheureuse
à l'hôpital. Elle guérit et vit encore. Or, cette
femme n'avait pas bu dix litres d'eau minérale
en sa vie.

Il y a dans l'action des eaux de Vals sur l'é-
conomie, une action vitale qui n'obéit pas aux
lois de la chimie telles que nous les connaissons. L'alcalin que j'ingère modifie les divers
systèmes à sa manière.

Si la diathèse dominante chez moi fait que
des matières azotées s'accumulent, pour ne
plus les quitter, autour de mes articulations, à
chaque attaque de goutte, tandis que celles de
mon voisin deviennent nettes bientôt après une
jetée non moins considérable des mêmes matières; si, après avoir uriné fort longtemps de la
gravelle, je la vois disparaître tout à coup, et
que peu de temps après, mes articulations se
prennent, il faut bien reconnaître que je ne

suis pas complètement fait comme l'autre goutteux, mon voisin, ni comme tous les goutteux de la terre, car tous n'ont pas des tophus, et tous n'éprouvent pas cette persistance des dépôts tophacés, ni ce déplacement dans la formation de ces divers produits qui se montrent tantôt aux articulations, tantôt dans les urines.

En quoi je diffère de mon voisin? je le sais, du moins quant aux manifestations qui tombent sous les sens; mais d'où vient cette différence, qui me le dira?..... Nous vivons dans les mêmes conditions; l'âge, le régime, tout est semblable. Les manifestations seules de notre maladie sont dissemblables.

Puisque notre économie présente des différences dans sa manière d'être modifiée par ce que nous avons appelé diathèse, puisque, en présentant un fond commun, notre maladie ne se comporte pas identiquement; n'est-il pas naturel de penser que le remède expérimentalement efficace dans cette maladie aura une action d'abord commune sur nos deux maladies de même espèce, et en second lieu une action qui variera selon certaines lois inconnues, mais inhérentes à la constitution intime de chacun de nous ?

Sans recourir à une explication qui ne saurait satisfaire, comment se fait-il que je fasse de la gravelle blanche alors que mon voisin fait de la gravelle rouge ? Nous fabriquons tous les deux de la pierre ; voilà le vice commun ; pourquoi l'eau minérale, en me faisant mieux digérer, mieux transpirer, mieux dormir, etc., ne m'empêcherait-elle pas de faire de cette pierre blanche ou rouge qui est évidemment le résultat d'une erreur, soit de nutrition, soit de sécrétion ou de tout autre fonction que les eaux influencent ?

L'action des eaux est universelle, elle se fait sentir à tous les systèmes (1). Savons-nous les

---

(1) Ne serait-il pas possible que les appareils cérébro-spinal et ganglionnaire fussent influencés autant que le sont certains viscères. Un jour, peut-être, on trouvera que le cerveau tient la goutte sous sa dépendance, comme l'on a trouvé qu'en lésant un certain point du cerveau ou de la moelle on fait fabriquer du sucre. L'appareil nerveux ne manifeste pas la façon dont il est influencé

modifications apportées par l'eau de Vals dans la composition du chyle, dans la manière d'être des vaisseaux absorbants, des divers organes de sécrétion. Nous disons qu'elle provoque une excitation générale, nous nous entendons sur la valeur de cette expression; nous savons lui donner les sens divers qu'elle ne dit pas. Oui, l'eau de Vals excite mon estomac, elle excite mon foie, mes reins, mon cœur; la circulation, la sécrétion se font plus rapidement dans ces organes; elle les ramène à leur jeu normal, s'ils en ont besoin; mais ce mot *excitation*, ne l'employez pas pour mon cerveau, car cet excitant des organes sus-nommés va provoquer, au contraire, une sédation marquée, un sommeil réparateur. L'eau de Vals aura excité mes reins, mon foie, et mon cerveau aura été calmé.

Voilà donc, en apparence du moins, des effets qui se contredisent, exciter l'un pendant que l'autre est calmé. Pourquoi ne pas guérir de

---

aussi clairement que le font d'autres appareils, mais nos sens ne sont-ils pas l'unique cause de notre ignorance à cet égard?

la pierre, qu'elle soit blanche ou rouge? Ne guérit-on pas, n'améliore-t-on pas avec la même source de Vals et l'homme obèse qui, mangeant très peu, met en réserve des masses énormes de tissu adipeux, et l'homme maigre qui, mangeant autant, davantage même, ne peut conserver que sa peau et ses os?

Enfin, s'il fallait recourir à un argument tiré d'un autre ordre d'idées, la chimie nous enseigne que les calculs de phosphate de chaux et de phosphate ammoniaco-magnésien insolubles dans les alcalis sont attaquables par l'acide carbonique. Or, le gaz est en assez grande abondance dans nos eaux bicarbonatées, pour lui reconnaître une certaine importance.

« Les éléments minéralisateurs essentiels « de l'eau de Vichy sont la soude et l'acide « carbonique. Auquel de ces deux agents faut- « il attribuer les résultats obtenus? Est-ce à « la soude? non, car les calculs de phosphate « de chaux et de phosphate ammoniaco-ma- « gnésien ne sont pas solubles dans la potasse « et les alcalis (M. Pelouze), tandis qu'ils sont « attaquables par l'acide carbonique, il est

« évident qu'ils ont été attaqués par cet acide.

« C'est donc l'acide carbonique et non l'al-
« cali de la source de Vichy qui est le vérita-
« ble agent de la dissolution des calculs phos-
« phatiques (Herpin, de Metz), *De l'Acide car-
« bonique*, p. 359 et 360. »

A ce plaidoyer sur l'efficacité des eaux de
Vals dans la gravelle blanche, il vaudrait mieux
joindre quelques observations complètes. Les
faits nous manquent, il est vrai. J'ai vu peu de
cas de gravelle blanche, mais le petit nombre
que j'ai vu, loin de se trouver aggravés, accu-
saient la même amélioration que ceux qui ont
une gravelle d'acide urique. Sur l'un d'eux, le
dépôt fut singulièrement augmenté pendant
quelques jours par l'usage des eaux, puis il
disparut presque complètement. Je n'ai pas eu
de nouvelles ultérieures.

Un peu plus loin, je citerai l'observation
d'un prêtre atteint de calcul de phosphate ammoniaco-magnésien, pour lequel il avait subi
plusieurs fois l'opération de la lithotritie, et
qui est venu se traiter à Vals, dans la saison de
1864.

Cystite, Catarrhe de la vessie.

La vessie, comme les reins, présente parfois, une susceptibilité telle que les moindres doses d'eau minérale réveillent de la douleur. Cette inflammation peut tenir à la présence de sables ou de calculs, ou être la cause de leur formation. Dans les deux cas, il y a cystite.

Généralement, l'eau de Vals doit être administrée avec prudence et parcimonie, pour éviter cet excès d'inflammation qui, provoquant des douleurs plus violentes, de la fièvre, de l'agitation, rendrait tout traitement impossible.

C'est dans ces cas que la Marie, Saint-Jean, nous rendent le plus de services par leurs qualités anodines.

Chaque année, nous voyons des malades qui supportant fort bien l'eau de la Marie, passent aux sources fortes, contrairement à nos conseils et dans le seul but, disent-ils, de consolider leur guérison, être atteints d'accidents inflammatoires qui les forcent à suspendre leur traitement.

Cet état d'éréthisme, de sensibilité vésicale est tellement prononcé, dans certaines circonstances, que l'eau de la Marie elle-même doit être mitigée avec du lait, du bouillon de poulet, du sirop, etc.

Le premier but à atteindre dans le traitement d'une cystite chronique, c'est la possibilité de faire durer le traitement, de le faire supporter. Car, tout malade qui peut ingérer les eaux sans en recevoir d'excitation trop forte est à peu près certain de trouver guérison.

Il est rare que le traitement n'ait pas d'intermittence à subir, même avec l'eau de la Marie. La vessie, sous son influence, devient plus sensible, plus douloureuse, la miction plus pénible; alors on suspend pour reprendre les mêmes doses, un ou deux jours après.

C'est en passant par ces diverses phases de calme et d'excitation, de recrudescence inflammatoire, qu'il s'établit sur la vessie une action substitutive salutaire.

A moins que les malades ne puissent disposer d'un laps de temps assez long, vingt, trente, quarante jours, il leur arrive souvent de partir plus fatigués qu'à leur arrivée, mais bientôt cette période d'excitation s'amende et la guérison survient.

Tel est le mécanisme le plus ordinaire de la guérison des cystites simples.

Il est le même pour les cystites catarrhales, qu'elles présentent un dépôt muqueux ou purulent.

Un négociant âgé de trente-cinq ans, dans un voyage en chemin de fer de Marseille à Cette, au mois de juillet, fut exposé à un abaissement de température assez grand pour la saison. Il était vêtu légèrement comme on l'est à cette époque de l'année.

Le soir même, il fut pris de douleurs intra-pelviennes vives, urines rares d'abord, puis filantes et plus tard muco-purulentes.

Le traitement consista en sangsues, applications émollientes, préparations de goudron, etc., rien ne tarissait cette abondante sécrétion.

Un mois après l'invasion, le malade vint à Vals. Toute acuité paraît avoir disparu, mais les urines laissent, à chaque miction, au moins

un quart de leur volume en dépôt jaune, verdâtre, purulent au fond du vase.

Le malade est mis à l'usage de la Marie et
des bains de Vals. Au bout de quatre jours, la
Marie faisant très bien, je dirige le malade sur
la Chloé ; mais la nuit suivante il se manifeste
une recrudescence dans les douleurs, et nous
suspendons tout traitement pendant deux
jours. Cette recrudescence fut marquée par la
diminution de la suppuration. Le traitement
fut repris et continué pendant dix-huit jours
encore, sans autre suspension.

Au départ, la suppuration avait cessé de
plus de moitié, l'état général était considérablement amélioré, mais la sensibilité vésicale
était plus grande.

Le 12 décembre même année, nous revoyons notre malade, il est très bien guéri.
Toute trace de sécrétion purulente disparut,
bientôt après son retour à Marseille, sans avoir
recours à de nouveaux remèdes.

J'ai revu le malade à Vals, en 1862, il n'a
plus eu le moindre ressentiment de cette maladie.

Voilà donc un catarrhe purulent de la vessie guéri par une cure de dix-huit jours.

La forme muqueuse indique une inflammation moins intense et cède plus facilement à l'usage de nos eaux convenablement administrées.

En 1858, un médecin distingué de Lyon m'écrivait, en m'adressant un malade :

« M. X. auquel j'ai donné des soins depuis
« quelques années a été sujet, depuis long-
« temps, à des affections bronchiques catar-
« rhales revenant surtout l'hiver, fréquemment
« accompagnées de douleurs pleurodyniques et
« d'enrouement.

« L'hiver dernier, les jetées sur les bron-
« ches ont presque fait défaut, mais une irri-
« tation des voies urinaires qui avait déjà paru
« à de rares intervalles s'est établie d'une ma-
« nière permanente et a réclamé une médica-
« tion directe.

« L'affection est caractérisée par une dou-
« leur en urinant, se faisant sentir au gland,
« quelquefois par une difficulté d'uriner. Une
« marche un peu longue, les secousses de la

« voiture surtout, augmentent le mal et donnent
« lieu à des urines de nature sanguinolente.
« Elles sont ordinairement limpides, non odo-
« rantes, mais chargées de quelques mucosi-
« tés dont l'apparition coïncide avec les ardeurs
« d'urine. Plusieurs jours consécutifs se pas-
« sent sans qu'aucuns symptômes puissent ré-
« véler une affection des voies urinaires ; puis
« souvent sans cause connue la maladie repa-
« raît.

« Craignant l'existence d'un calcul, j'ai pra-
« tiqué le cathétérisme et n'ai rien trouvé.
« Quelques injections dans la vessie ont amené
« du calme. . . »

Dès son arrivée à Vals, M. X. fut mis à
l'usage des eaux de la Marie et des bains ; une
légère excitation ne tarda pas à se manifester
sur l'organe malade, mais le traitement ne fut
presque pas suspendu.

Au bout de peu de jours, la source Chloé fut
administrée, et après une cure d'une vingtaine
de jours, M. X. partit dans un état satisfaisant.

L'excitation dont je viens de parler n'avait

point cessé, mais j'ai dit plus haut, pourquoi je la considère comme une garantie de guérison.

Son médecin m'écrivait, en effet, le 20 novembre 1860, ... M. X. ne s'est que très faiblement ressenti de ses voies urinaires.

L'affection broncho-pulmonaire dont avait été atteint M. X., prouvait assez la nature catarrhale de la maladie de la vessie, et l'influence heureuse qu'on était en droit d'attendre des eaux de Vals.

Des observations analogues se présentent assez souvent à Vals.

Je terminerai ce qui a trait au catarrhe de la vessie par la relation brève d'une observation que j'ai recueillie en 1864.

Il s'agit d'un prêtre septuagénaire qui avait subi plusieurs fois et à de longs intervalles l'opération de la lithotritie. La dernière opération datait d'un an. Les fragments très nombreux avaient été extraits par mon ami le docteur Ollier, chirurgien-major à l'Hôtel-Dieu de Lyon. C'étaient des calculs de phosphate ammoniaco-magnésien.

Depuis la dernière opération qui a été suivie comme les précédentes, d'accès de fièvre pernicieuse, dit le malade, l'état général a été très grave. Des douleurs atroces intra-pelviennes se font ressentir aux moindres secousses, pissement de sang fréquent, urines bourbeuses, prostration morale complète, le malade a conscience de son état d'affaissement cérébral. Le moindre cahotement de la voiture réveille les douleurs. Tous les cinq ou six jours le malade est encore pris de fièvre, frissons qui durent un ou deux jours.

Arrivé à Vals le 1er juin, une verrée de Marie, Saint-Jean à table, bains mitigés. Bien-être que le patient s'éxagère peut-être dans son ardent désir d'être soulagé.

4, légère recrudescence, suspension de l'eau en boisson, bains d'eau douce de deux heures.

6, Marquise, un verre par jour.

8, Amélioration marquée, urines claires, Saint-Jean deux verrées que l'on augmentera successivement. Bains.

16, Amélioration soutenue.

20, Plus de retour de fièvre. Le malade

marche, se palpe le ventre, digère, raisonne comme autrefois, dit-il.

Cette observation est pour nous une contradiction chimique. Si les eaux alcalines avaient pour effet de provoquer la formation de calculs basiques, c'était certainement dans cette circonstance qu'elles devaient manifester leur action.

Qu'ont-elles fait au contraire ? elles ont guéri cette cystite qui avait peut-être donné naissance aux calculs, ou qui, dans le cas opposé, devait à ces mêmes calculs son origine et sa persistance.

Hématurie.

Dans l'observation précédente, nous notons l'hématurie qui se montrait quelquefois. L'hématurie peut tenir à plusieurs causes comme le savent tous les médecins.

Personnellement, nous n'avons aucun renseignement à consigner ici touchant les rapports de cette maladie avec les eaux de Vals.

Alibert, dans l'article de son *précis* qui concerne Vals, écrit les lignes suivantes : . . . .

« Les éloges que les auteurs donnent des eaux
» de Vals sont mérités. . . . . J'ai donné des
» soins à un individu sexagénaire sujet à une
« hématurie chronique déterminée par des va-
« rices à la vessie urinaire, affection qui l'avait
« singulièrement affaibli, et pour laquelle il
« avait inutilement tenté tous les moyens em-
« ployés en pareil cas. Les eaux de Vals qu'il
« but pendant deux saisons consécutives, lui
« procurèrent un soulagement qu'il n'atten-
« dait pas et qui fut assez durable. »

Prostatite.

Il existe un état particulier des voies urinaires, dans lequel les malades, ordinairement de
vie sédentaire, de corpulence considérable, habitués à un régime succulent, éprouvent certaines difficultés dans la miction, parfois même
des arrêts pénibles.

J'ai observé plusieurs de ces indispositions
que je considère comme liées à une hypertrophie légère de la prostate, opinion que parta-

geaient les médecins qui m'adressaient les malades.

Les eaux de Vals en boissons et en bains ont
une influence marquée sur ces sortes de maladies.

Les malades, après quelques jours, repar-
tent satisfaits du résultat. C'est un fait que j'ai
constaté bien des fois.

Spermatorrhée.
Incontinence d'urine.

Nous ne parlerions pas ici de ces deux symptômes, si nous n'avions eu l'occasion fréquente
de les observer à Vals.

Les eaux de Vals agissent ici comme agirait toute médication capable de reconstituer,
de tonifier des organes épuisés, de donner du
ton à des sphincters trop lâches par une action directe, locale ou par une action générale.

Il serait oiseux de répéter ce que nous avons
dit dans les généralités, sur les eaux de Vals, ou
à propos des maladies de la vessie.

L'action éminemment reconstituante de la

source Dominique la rend applicable dans le plus grand nombre des cas; nous parlons surtout de ces incontinences de sperme ou d'urine qui tiennent à l'atonie congénitale ou acquise. Les douches froides, les bains sont d'un usage journalier.

Maladies de la matrice.

De toutes les maladies qui affligent la femme, les maladies de l'utérus sont peut-être celles qui sont le plus tributaires des eaux de Vals: plus souvent symptôme d'une affection générale, que cause elle-même de cette affection ou disposition organique; la lésion locale, si elle n'est pas à négliger complètement, s'amende le plus fréquemment sous l'influence d'un traitement qui, pour des yeux inexpérimentés, lui serait complètement étranger. Cette proposition recevra dans le courant de cet article des développements qui la rendront plus évidente.

En thèse générale, la maladie de l'utérus que l'on va traiter aux eaux minérales, ne se présente jamais isolée. La constitution est toujours plus ou moins partie intéressée : soit que la lésion de l'organe, soit primitive ou secondaire, l'état général doit attirer, le premier l'attention. On conçoit à peine, en effet, une maladie de la matrice existant, depuis quelque temps, en dehors de toute cause étrangère et de tout retentissement sur l'économie.

Nous ne passerons pas en revue toutes les divisions et subdivisions créées sur les altérarations diverses qui peuvent atteindre la matrice et ses annexes.

Quelle que soit la lésion locale, si la malade est faible, atonique, si l'estomac se débarrasse péniblement des aliments, si le sang menstruel trop pauvre se montre irrégulièrement ou difficilement, ou nullement ; si le tempérament présente ce lymphatisme prononcé, si commun dans les maladies de ce genre ; si le tempérament ne présente pas les attributs d'un tempérament sanguin exagéré, quoique l'état nerveux soit manifeste, qu'il y ait ce qu'on a appelé dernièrement nervosime marqué, si les fonctions, en général, sont languissantes, si des troubles névro-pathiques sont liés à cet état: *à priori*, les eaux de Vals seront utiles.

A proprement parler, la malade qui vient à Vals, avec une affection utérine accompagnée des symptômes généraux dont nous venons de parler, subit à Vals une médication variée dont chacune des parties est également favorable à sa maladie.

Les bains alcalins occupent le premier rang. Grâce à l'excitation cutanée qu'ils provoquent, le bien-être général se manifeste promptement, les téguments reprennent de l'activité, ils sont tirés de la torpeur dans laquelle ils restaient depuis longtemps; leurs fonctions ne tardent pas à devenir normales.

La muqueuse utéro-vaginale par son contact prolongé avec les principes salins du bain, retrouve, elle aussi, le ton et l'énergie qui lui manquaient.

On remarque assez souvent que les leucorrhées anciennes sont augmentées par les premiers bains, pour disparaître bientôt après. Alors, on voit disparaître peu à peu, la douleur des reins, le sentiment de pesanteur dans le bassin, la marche devient plus facile.

Quand le sujet présente un nervosisme développé, ce premier effet est souvent remplacé,
au contraire, par du brisement dans les membres inférieurs surtout qui amènerait le découragement, si l'expérience n'avait appris que cet
effet est passager et que, en mitigeant les premiers bains suivants, on le fera disparaître.

Cependant, la malade boit à table l'eau légèrement excitante du premier groupe, ou la Dominique. L'appétit renaît sous leur influence ;
plus tard les eaux fortes du premier groupe
achèvent la guérison.

Le traitement demande ici une attention très
minutieuse. Avant que le médecin ait pu faire
entrer la malade dans une voie franche, il a à
faire bien des marches et des contre-marches,
de petites, de très petites doses d'eau alcaline
doivent être d'abord administrées.

Il est rare, surtout depuis que les propriétés
reconstituantes de la source Dominique nous
sont connues ; il est rare que les malades de
cette classe ne fassent pas usage de cette eau
éminemment tonique. Elle est trouvée agréable

au goût et l'on ne tarde pas à s'apercevoir de ses effets franchement reconstituants.

J'ai dirigé bien des traitements pour maladie utérine, et à part les cas qui ne rentraient pas dans la catégorie que j'ai établie plus haut, j'ai vu presque toujours des résultats surprenants suivre la médication variée que l'on applique aux malades. C'est que les ressources de Vals, on ne doit point l'oublier, ne sont point uniques.

Le bain minéral est très excitant. Les eaux fortes sont capables de déterminer les effets les plus prononcés si le tempérament ou la constitution le comportent, tandis que les eaux faibles interviennent dans les cas où les symptômes nerveux, hystériformes, rendent les premières inapplicables.

Enfin, que de fois dans cette classe de malades à manifestations nerveuses si bizarres, n'avons-nous pas trouvé des cas totalement réfractaires à toute espèce de boisson gazeuse, alcaline? L'eau de la Dominique, différente en tous points des précédentes, les suppléait très avantageusement. Cette dernière, nous l'em-

ployons encore avec fruit, en injections vagi-
nales ; localement, elle sert de modificateur par
l'astringence qui lui est inhérente : car, de
même que son contact ramène à une période
de réparation les vieilles blépharites, de même
elle modifie les inflammations chroniques des
muqueuses du col et du vagin. Nous l'avons vue
souvent amener la cicatrisation et la disparition des états ulcéreux et fongueux de ces organes. Cette action est même assez puissante
pour qu'il soit nécessaire d'agir avec précaution, car des injections trop souvent répétées,
outrepassant le but, détermineraient une inflammation aiguë qui ne serait pas sans danger.

Telles sont les diverses indications que l'on
peut remplir à Vals.

D'une manière générale, l'utérus subit les modifications que nous avons vu survenir dans
d'autres organes. Les engorgements, hypertro-
phies se dissipent, les lésions atoniques, ulcérations, érosions, fongosités, granulations, etc.,
disparaissent également sous l'influence du
traitement topique et général de Vals.

Depuis six ans, j'ai le plaisir d'assister à un

cas remarquable de résolution de tumeur de l'ovaire et d'apprécier d'année en année, les fruits du traitement de Vals. C'est le fait le plus évident qui se soit présenté à mon observation, c'est aussi la plus belle guérison de maladie de l'utérus ou de ses annexes que je puisse consigner.

1er juillet 1858, une dame de quarante-un ans, d'un tempérament lymphatique nerveux, constitution moyenne, mère d'un enfant, souffre depuis douze ans. Il y a dix ans qu'une tumeur s'est développée sur le côté droit de l'abdomén, sa présence n'a pu être constatée qu'alors. Elle était très mobile, très douloureuse au toucher, dure et presque lisse sur toutes ses faces ; parfois, toujours au dire de la maladé qui est fort intelligente, cette tumeur se perdait dans le ventre.

Depuis quatre ans la tumeur est fixe, c'est-à-dire qu'elle ne se perd plus jamais. Cette circonstance doit tenir à son plus grand volume, ou à de nouvelles adhérences. Par intervalles, elle y éprouve des élancements. Aujourd'hui, une forte pression détermine de la douleur ; la con-

stipation habituelle a aussi cessé, par le changement de rapports de la tumeur, sans doute.
Menstruation irrégulière, quelques gouttes de
sang paraissent de temps à autre.

La malade fut longtemps retenue au lit. Elle
ne pouvait lever les bras, les étendre, etc., sans
éprouver une vive souffrance au côté droit.

Viricel de Lyon vit la malade un des premiers ; son diagnostic fut : *tumeur de l'ovaire
grosse comme une grosse orange.* Cette tumeur
fait même relief sous les couvertures du lit
modérément tendues. La matrice est déviée à
gauche, mais la malade ne souffre plus comme
autrefois. La marche quoique pénible est possible, la pression doit être forte pour déterminer
de la douleur. Depuis Viricel, la tumeur ne paraît pas avoir gagné beaucoup de volume.

Arrivée à Vals le 1er juillet 1858, au 13,
plusieurs apparitions menstruelles avaient eu
lieu, mais ce jour-là, les règles s'établissent,
maux de cœur, fatigue générale, rien du côté
de la tumeur.

16. Eclairs de douleur dans la tumeur, in-
connus jusque-là à la malade qui a toujours
fort bien analysé son état.

30. Ces sensations de reptation dans la tumeur, ces éclairs de légère douleur n'ont point cessé depuis le 16.

Sans autre phénomène marquant, la tumeur a beaucoup diminué dans son volume. La malade a pris vingt-cinq bains. Elle pense que cette tumeur a diminué de moitié.

1859. En 1859, la malade revient prendre vingt-cinq bains. L'année s'est écoulée avec un amendement sensible. La tumeur parut encore aller en diminuant pendant quelque temps, puis tout devient stationnaire. L'état général est bien meilleur.

1860. Dans le courant de l'année, les règles qui apparaissaient souvent et fort irrégulièrement se sont supprimées depuis six mois. Sauf quelques bouffées de chaleur, tout s'est bien passé. La tumeur est allée encore en diminuant; cependant la malade trouve que depuis un mois elle a gagné du volume. Elle persiste à être beaucoup plus molle. Le traitement est le même que les années précédentes.

Arrivée à Vals le 6 juillet. Le 10, le côté va mieux, le 17, il semble que la tumeur a diminué.

20. J'examine moi-même ; la tumeur est à peine sensible, elle n'est pas grosse comme une demi-amende.

En 1860 comme en 1861, pendant tout le temps de la cure, les mouvements de reptation déjà notés se font sentir dans la tumeur. Aujour-d'hui, la malade, comme moi, est certaine que ces mouvements sont le signe de la diminution de sa tumeur.

1861. 9 juillet (4e année). On ne trouve plus la tumeur. La matrice est en anté-version, le col fortement en arrière, urines fréquentes, douleurs de reins.

L'état général a été bon toute l'année, mal-gré les tiraillements éprouvés dans le bassin. Il faut noter que la malade, à son retour de Vals, se fatigua beaucoup. La tumeur s'étant fondue, il est probable que les ligaments autrefois dis-

tendus par sa présence n'ont pas assez de force
pour soutenir la matrice.

1862. Même état. La malade seule a la sensation de quelque chose d'insolite dans le
lieu occupé autrefois par la tumeur. Plus
de douleurs de reins, plus de tiraillements.

1864. Depuis deux ans, l'état local est le
même. La malade n'est pas venue en
1863. Il lui semble sentir parfois quelque chose au côté, c'est par prudence
quelle revient.

Je n'ai pas de réflexions à ajouter. En quatre
ans cette tumeur de l'ovaire, grosse comme une
grosse orange, a disparu sous l'influence des
eaux de Vals.

Je pourrais faire suivre cette observation de
relations concernant des métrites chroniques
avec augmentation de volume de l'utérus et le
cortège habituel de symptômes qui, grâce au
traitement fait à Vals, gagnent chaque année
une certaine amélioration.

L'utérus subit, sous l'influence du traitement de Vals, les modifications que nous avons vu survenir dans d'autres organes.

Que dire des divers déplacements, déviations, inflexions de la totalité ou d'une partie de la matrice.

L'observation précédente nous montre une anté-version par relâchement des ligaments ; une cure de plus corrige cet état, fait disparaître les difficultés de la marche, les maux de reins, pourquoi? parce que la matrice retrouva dans l'usage des eaux du ton pour ses supports et qu'elle reprit sa place normale.

Chaque année nous voyons de ces déplacements utérins gênant la marche, provoquant des tiraillements aux aines, aux reins, produisant des leucorrhées débilitantes s'amender à Vals pour disparaître le plus souvent un peu plus tard.

Nous en avons dit assez sur l'action générale des eaux, pour que le praticien n'ait pas à s'étonner de tels résultats.

Stérilité.

Après tout ce que nous avons dit sur les maladies des organes génito-urinaires de l'homme et de la femme, il ne nous reste presque rien à ajouter sur le sujet qui nous occupe maintenant. Nous n'en aurions même pas fait une mention spéciale, si nous n'observions pas, chaque année, quelques cas de stérilité qui doivent leur guérison à l'influence des eaux.

Rendre aux organes le ton qui leur manque, donner à l'organisme entier une excitation salutaire qui fasse cesser la faiblesse dans laquelle il restait, résoudre des engorgements utérins ou prostatiques, faire disparaître des ulcérations, des fongosités faisant d'un col utérin, d'un museau de tanche un foyer d'écoulement leucorrhéique, etc., etc., n'est-ce pas guérir la stérilité.

La gravité du sujet nous donne peut-être le droit de sortir une fois du terrain des eaux de Vals. Quoique nous ne nous reconnaissions aucune compétence spéciale, nous ne pouvons nous empêcher de signaler un fait qui pourrait bien être la cause de regrettables erreurs.

Très généralement, si un ménage est privé d'enfants, la faute en est rejetée sur la femme. Il serait bien possible que cette opinion ne fut que l'expression d'une erreur dont la royauté de l'homme se fait un manteau pour cacher sa faiblesse.

Voici comment s'exprime un auteur anglais :

« Welster affirme que la stérilité provient
« beaucoup plus souvent du fait de l'homme
« que de celui de la femme. Il a observé, dit-il,
« près de trois cents ménages qui sont restés
« sans enfants et dont la femme en a eu après
« être devenue veuve et s'être remariée ; tandis
« qu'il n'a vu qu'une fois l'homme resté sans
« enfants avec sa première femme, en avoir
« après s'être remarié ; il déclare n'avoir fait
« entrer dans ce compte que les époux qui ont
« vécu ensemble pendant cinq ans au moins. »

Il nous reste à parler d'autres maladies dont le siége est encore indéterminé ou qui est partout, maladies générales, *totius substantiæ* ou

mal localisées. Nous nous proposons d'en traiter dans leurs rapports avec l'eau de Vals,
comme nous l'avons fait jusqu'ici pour les autres
maladies.

Goutte.

La goutte du goutteux n'est point la goutte du
médecin. Le goutteux voit tout son mal dans
les tophus qui distordent ses articulations, dans
les gonflements articulaires répétés qui le
clouent trop souvent au lit. Aussi les remèdes
qui sont réputés apaiser ces manifestations
sont-ils courus à outrance.

Le médecin, au contraire, a pour mission
bien plus sérieuse de chercher à prévenir de
telles manifestations. Où gît la goutte, ou mieux,
gît-elle dans un organe unique, dans un seul
liquide de l'économie. Ses manifestations ne
sont-elles pas plutôt le résultat fâcheux d'une
synergie morbide de tout l'organisme.

A la voir survenir chez toute espèce de tempérament, à la voir réfractaire à mille et mille

moyens employés, en constatant son absence, quoique l'on en dise, dans la classe la plus malheureuse de la société ; on est forcé de rechercher dans les moyens généraux, dans les grands modificateurs de l'organisme ce qui peut être utile aux malades.

Ceci posé, nous sommes plus à l'aise pour avancer que les eaux de Vals sont susceptibles d'améliorer, de soulager, de guérir même les goutteux : tous les goutteux ? non, parce que les eaux de Vals, quoique remarquables par leur diversité et par les indications diverses qu'elles remplissent, ne les remplissent pas toutes; tandis que nous pensons que la classe des goutteux prise en général, a besoin, pour être soulagée, de mettre à son service toutes les ressources de la thérapeutique, quelque variées qu'elles soient, chacune dans des cas déterminés. En d'autres termes, les goutteux ne se ressemblent pas par cette raison qu'ils sont goutteux.

La goutte, étudiée au point de vue des eaux de Vals, doit sortir du cadre restreint où des hommes de grand mérite l'avaient, pour ainsi dire, circonscrite. Que les malades et les médecins ne voient plus seulement ici des dissolutions à opérer. Avant ces amas de tophus qui frappent nos yeux, il y a eu un travail, une déviation des forces actives, n'importe le nom, et c'est dans ce travail, c'est dans cette déviation qu'était le mal, c'est là que devait porter le remède.

Chaque goutteux présente donc un certain nombre d'indications à remplir. Pour nous, nous sommes de ceux qui croient à cet entrelacement des diathèses en vertu duquel un calcul hépatique, un calcul urinaire, un asthme, une dartre même, etc., sont l'avant-garde d'une manifestation goutteuse classique. Le sujet, qu'il présente l'une ou l'autre de ces manifestations, est un goutteux pour nous. Une fois là goutte régulière établie chez lui, il n'aura plus d'autres manifestations goutteuses. C'est dans ce sens, c'est dans le sens de ces manifestations goutteuses protéiformes que les eaux de Vals guérissent la goutte.

Un homme d'une cinquantaine d'années, riche, d'un bon appétit, mais ne se livrant pas à des excès de table, adonné au plaisir de la chasse, s'aperçut au milieu de la plus florissante santé que ses urines laissaient déposer une abondante quantité de sable urique; en même temps, il ressentit une faiblesse marquée dans les reins. Ce sable, après s'être montré huit ou dix mois consécutifs, disparut comme il était venu, sans cause connue.

Un an après, survient un engorgement fort douloureux des articulations du coude-pied et du genou. Le malade marche très péniblement; c'est à peine s'il peut aller à cinq cents mètres de distance et encore avec une difficulté infinie. Il arrive à Vals dans cet état. Au bout de vingt jours, toute douleur avait disparu, l'engorgement avait cessé; et le malade faisait plusieurs kilomètres à pied, sans peine et sans fatigue. Nous revoyons le même malade depuis plusieurs années, il se rend annuellement à Vals; mais iL n'a plus rien ressenti.

Voilà un goutteux que les eaux de Vals ont guéri.

Quant un podagre se présente à ma consultation, je ne le renvoie pas, il peut trouver à

Vals de quoi se soulager; mais j'examine quelles indications sont à remplir. Tel ne fait que boire, tel ne fait que se baigner; celui-ci boit les eaux faibles, celui-là *les eaux fortes*, même les eaux reconstituantes de la Dominique.

Je n'ai point la prétention d'écrire pour ébranler ou pour déplacer l'affluence des goutteux. Il faut qu'ils sachent seulement que Vals leur présente, au suprême degré, les moyens de remplir le plus des indications que réclame leur état.

Je termine en plaçant sous les yeux du lecteur ce que j'écrivais, en 1861, à l'Académie de médecine, dans un rapport que ce corps savant voulut bien recommander par une distinction honorifique.

« Je ne sais pas si l'on ne range pas sous la
« bannière de la goutte des maladies dispara-
« tes. En admettant les idées qui ont le plus
« généralement cours sur la matière, je puis
« affirmer que les eaux de Vals guérissent la
« goutte; mais faisons tout de suite nos réser-
« ves. J'ai vu des podagres, des malheureux

« noués dans toutes leurs petites articulations,
« boire à flots nos eaux les plus fortes, se bai-
« gner le plus longtemps possible : malgré leur
« dire, malgré l'illusion dans laquelle ils se
« complaisent, je n'en ai pas vu guérir, mais
« j'en ai vu bon nombre se trouver soulagés
« plus tard, s'apercevoir que leurs accès étaient
« moins fréquents.

« A côté de ces cas réfractaires, il est une
« autre goutte, goutte irrégulière si l'on veut,
« dont on peut espérer la guérison (voir la
« dernière observation).

« Un autre, atteint de goutte régulière voit,
« sans cause connue, ses accès s'arrêter et son
« appétit disparaître. Il vient à Vals, et avant
« peu, l'appétit, un appétit qu'il ne connaissait
« plus depuis longtemps, se manifeste pour
« ne plus se démentir.

« Je connais la fille d'un père et d'une
« mère morts goutteux, tophacés dans la force
« du terme. Elle contracte une névralgie scia-
« tique que les traitements les plus variés n'a-
« mendèrent point. Quelques jours de Vals la
« guérirent, et, depuis dix ans, elle n'a plus
« rien éprouvé. »

Aberration de sécrétion, vice de la nutrition, crise salutaire ou non, la goutte est un Protée qu'un remède unique ne guérira jamais sans doute, mais que des médications variées pourront amender. Vals offre une des plus importantes de ces médications.

Anémie, Chloro-Anémie, Faiblesse générale.

A mesure que l'on avance dans l'étude des eaux de Vals, le cadre des maladies, en se restreignant, amène des répétitions forcées.

En parlant des bains, nous avons dit leur vertu excitante, tonique, sédative même pour certains états morbides, dans lesquels l'extrême faiblesse joue le rôle d'excitant permanent. Nous nous sommes attachés à montrer qu'il ne répugnait pas à la raison de voir, dans le même médicament, un agent déterminant des effets contraires, en apparence il est vrai, mais au fond parfaitement corrélatifs.

En attendant que la véritable action, le véritable *modus faciendi* des bains soient connus, nous avons tâché d'expliquer leurs effets par l'immense retentissement que la peau peut transmettre à l'économie entière. Nous avons rattaché à leur influence sur la peau, la plus grande part, omettant à dessein l'absorption, dont on a fort probablement exagéré l'importance.

A propos des effets physiologiques et thérapeutiques des eaux bicarbonatées de Vals, nous les avons montrées excitantes de l'appétit et de tous les systèmes, toniques par certaines proportions de fer qu'elles contiennent, et sans vouloir poursuivre leur analogie de composition avec la composition du sang, comme l'a fait M. Durand, de Lunel, pour les eaux de Vichy ; nous les avons présentées dans leurs diverses sources, comme un liquide bienfaisant par ses propriétés apéritives et toniques, soit qu'elles agissent superficiellement, en stimulant ou calmant les tissus par leur contact, soit en portant plus profondément leur action, et produisant les effets altérants qui sont hors de toute contestation, mais dont le mécanisme n'a pas reçu d'explication.

Nous avons mentionné dans bien des passages les ressources variées que nous offre Vals touchant les maladies qui nous occupent actuellement. Au *premier* et au *deuxième* groupe reviennent des indications toutes spéciales. Quant au *troisième*, à l'application arsenico-ferrugineuse de la Dominique, les observations que nous citons, celles plus nombreuses que nous taisons, sont péremptoires à nos yeux. Un jour, cette source sera regardée universellement comme le spécifique de l'anémie et de la chlorose.

Depuis plusieurs années, nous combinons l'administration des eaux de ces trois groupes de telle façon, que les malades usent chaque jour et des unes et des autres. Ainsi se passent les choses lorsqu'il y a tolérance pour les deux espèces de liquide, mais on ne doit point oublier combien sont bizarres et capricieux les appétits des chlorotiques. Bien des fois, nous nous sommes trouvés en présence de ces organisations auxquelles les moindres doses d'eau gazeuse étaient insupportables, tandis que la Dominique était parfaitement tolérée. Je n'exa-

gère rien en avançant que sur vingt chlorotiques, quinze préfèrent de beaucoup faire usage
de la Dominique. Mais cette préférence est-elle
une raison suffisante pour délaisser les bicarbonatées sodiques? oui, sans doute, quand
une aversion prononcée pour les moindres
doses de ces eaux se manifeste, elles ne peuvent faire du bien. Je ne les ai jamais vues
qu'occasionner des accidents, aussi, ai-je le
soin de consulter toujours le goût de mes malades. Elles me trouvent le premier à leur conseiller l'abandon de ces eaux, s'il y a répugnance marquée de leur part.

M. Durand, de Lunel, mettant en présence
l'analyse chimique du sang d'un côté, et celle de
l'eau de Vichy de l'autre, croit pouvoir établir
que le sang, surtout son sérum, emprunte directement des éléments préparés aux eaux bicarbonatées sodiques dont il trouve le proto-
type dans l'eau de Vichy.

Le type des bicarbonatées sodiques ne doit
pas être pris à Vichy, mais à Vals où on le
trouve avec infiniment plus de graduation.
Quant à l'explication qui convertit eau miné-

rale et sérum en deux entités de même nature, l'un portant secours à l'autre dans ses parties faibles, nous aimons mieux l'explication de Bordeu : « les eaux frappent à toutes les portes, » j'ai ajouté que la porte la plus faible devait subir le plutôt l'influence du premier choc.

En poursuivant la métaphore, il serait facile de démontrer que ces chocs répétés après avoir amené un bon résultat d'abord, finiraient souvent par en déterminer de désastreux, si l'on n'y mettait un frein. Combien de malades, en effet, auxquels une cure de moyenne durée procure une amélioration notable, et qui la compromettraient s'ils persistaient à la prolonger!

Quoi qu'il en soit, Vals, par ses eaux bicarbonatées sodiques variées relativement aux proportions de fer, de soude, offre de grandes ressources aux chlorotiques. Par l'eau de la Dominique, il leur présente une médication qu'on ne trouve qu'ici. Cette étude sera complétée en traitant de la source Dominique dans la troisième partie de cet ouvrage.

Diabète sucré.

Si le goutteux présente des aberrations de sécrétion et d'excrétion, résultat d'une nutrition vicieuse, si les surfaces articulaires, si les sueurs en fournissent la preuve, le diabétique, lui, offre une séméiologie non moins variée.

Maladie indéterminée encore, malgré les remarquables intelligences qui l'ont étudiée, le diabète offre une symptomatologie tellement disparate que l'on est fondé à chercher encore où est le siége réel de cette maladie : sucre dans les urines, foie hyperhémié, fétidité de l'haleine, aridité de la bouche, sécheresse de la peau, troubles de la vue, etc, etc., tous symptômes sans corrélation directe entre eux.

Fonctions glycogéniques du foie, excrétion par le rein, production du sucre par lésion traumatique des centres nerveux, dans certains embarras de l'hématose; dans certains troubles du côté de la circulation, par injections irritantes de la veine porte, par l'éthérisation..... théories opposées arrivant toutes à donner un traitement fructueux, etc., etc., la pathogénie comme la séméiologie du diabète ne présentent qu'incertitudes.

Cependant, on ne saurait dire du diabète ce que l'on peut dire de la goutte : *tollere nodosam nescit medicina podogram.*

Au contraire, la médecine intervient avantageusement dans le traitement du diabète ; et les eaux de Vals sont un très important moyen de soulagement à ajouter aux autres moyens connus.

Le nombre des diabétiques qu'il nous a été donné d'observer à Vals n'est pas considérable ; toutefois, nous avons, chaque année, la satisfaction de voir revenir quelques-uns de ces malades, sinon guéris, du moins satisfaits de l'amélioration de l'année précédente.

Cette amélioration consiste en un développement de l'appétit auquel les malades n'étaient pas habitués. La soif diminue promptement, partant la bouche est moins sèche, les forces générales meilleures, la peau plus souple ; le sucre devient moins abondant, en un mot, l'on voit s'amender assez vite chacun des symptômes qui caractérisent cette maladie.

Habituellement, je laisse les malades suivre un régime mixte. C'est une latitude qu'ils prennent avec bonheur lorsque, chez eux, ils se sont condamnés à suivre strictement le traitement ordinaire, c'est-à-dire lorsqu'ils se sont privés depuis longtemps de tout aliment sucré ou féculent.

L'usage des eaux de Vals annihile, dans une certaine mesure, l'influence glycogénique des matières sucrées que le malade ingère. Sans doute, les urines continuent à dissoudre du sucre, mais qu'importe? les priver de leur sucre par la privation complète de tout aliment sucré, ce n'est point guérir le malade.

Sous l'influence du traitement par les eaux de Vals, au contraire, le malade, malgré son régime mixte, voit peu à peu le sucre diminuer de quantité. Ainsi, je n'ai pas vu celui-ci disparaître complètement, mais je le vois diminuer chaque année, sur plusieurs de nos malheureux habitués. Cette diminution coïncide toujours avec le retour d'une grande amélioration.

Telle est la marche générale du traitement fait à Vals sur les diabétiques. Nous disons *générale,* parce que ces résultats varient avec le degré de la maladie. Combien de diabétiques, sans le savoir, qui assistent aux commencements de la ruine de leur santé, combien d'autres, avec des complications redoutables et dans un état de délabrement avancé, tel qu'on ne leur prescrit qu'à dose excessivement réservées les eaux qu'un autre boit à longs traits ?

A nos eaux alcalines, j'ajoute la Dominique pour peu que l'état du malade le réclame. Si, par exemple, il boit dix ou douze verres d'eau minérale par jour, j'en fais prendre quatre ou cinq de la source Dominique.

Je n'ai point de preuves certaines de l'efficacité de cette addition, mais les résultats obtenus ayant été bons, je me suis cru autorisé à continuer cette pratique.

En résumé, le traitement du diabète par les eaux de Vals est salutaire. Sans avoir sur ce point une expérience basée sur des faits très nombreux, le petit nombre qui nous est acquis, la connaissance de ce qui se passe à Vichy, nous prouvent surabondamment la vérité de cette assertion.

Comme si le hasard avait voulu se mettre de la partie et forcer les observateurs à reconnaître un fait qui devait établir cette vérité sans conteste; voici, en deux mots, l'histoire d'un diabétique qui s'est traité longtemps à la façon dont M. Jourdain faisait de la prose :

Il y a, dans les environs de Vals, un individu qui, depuis vingt ou vingt-cinq ans, avait une passion insatiable pour les eaux minérales; on le voyait, l'été comme l'hiver, venir se désaltérer aux sources alcalines d'une soif inextinguible. Il urinait en conséquence. Homme de mœurs assez simples, il pratiquait, dit-on, avec un certain plaisir, l'habitude de boire au cabaret quelques verres de vin avec des personnes de son choix. Évidemment il avait trouvé que tout cela ne lui faisait point mal.

Cependant cette santé, quoique s'altérant par degrés insensibles, ne s'en altérait pas moins. Des accidents thoraciques s'étaient plusieurs fois manifestés, la vue surtout avait considérablement baissé.

Il y a six ans environ, notre antique diabétique (il a aujourd'hui soixante-cinq ans) va consulter et l'on diagnostique cette maladie qu'il traite, *ex cathedra*, depuis si longtemps.

Depuis, notre homme a ajouté à l'usage des eaux alcalines, le pain de gluten et la privation de tout aliment sucré.

Le mal suit son cours comme autrefois, le diabète est toujours là, mais les eaux de Vals qu'on s'est bien gardé de suspendre, font durer cette maladie. Notre glycogène continue à parcourir les lieux voisins de l'établissement, se plaignant à tout venant, du mauvais état de sa santé, de sa vue principalement, mais il continue à vivre, à marcher, à entretenir avec ses semblables un commerce agréable.

Ce diabétique serait-il arrivé à un âge aussi avancé ailleurs qu'à Vals ?

IIIᵉ PARTIE

IIIᵉ GROUPE.

CHAPITRE I.

La source Dominique forme à elle seule le 3ᵉ groupe. — Son analyse chimique. — Différence de composition avec les autres sources. — Propriétés physiques. — Propriétés chimiques.

Si les deux groupes précédents tendent à faire considérer Vals comme station minérale type, par les qualités chimiques et thérapeutiques de ses eaux bicarbonatées sodiques ; la source Dominique tend, au contraire, à le faire figurer dans une classe à part, sans ressemblance, sans affinité avec aucune autre station minérale connue.

Chose étrange, en effet, c'est au milieu des sources bicarbonatées sodiques de France, les plus riches, c'est à quelques mètres à peine d'une myriade de filets alcalins surgissant en tous sens, que sourdent les eaux de la source Dominique ; car je me suis assuré que plusieurs filets d'eau voisins avaient les mêmes propriétés chimiques qu'elle.

Voici son analyse exécutée au sein de l'Académie, en 1859, par M. O. Henry.

Acide sulfurique		Acide sulfurique libre		1.30
— arsénique		Silicate acide		
Sesquioxide de fer		Arséniate acide		
Chaux et soude	que nous groupons ainsi :	Phosphate acide	de Sesquioxide de fer	
Acide silicique		Sulfate acide		0.44
Chlore		— de chaux		
Acide phosphoriq.		Chlorure de sodium		
Matière organique	1.75,	Matière organique		

1.74

Voilà donc une source d'une nature toute spéciale, qui n'a aucune analogie avec ses voisines, et dont les qualités médicamenteuses sont des plus frappantes.

La source Dominique doit, paraît-il, son nom à un religieux de l'ordre des Dominicains qui, le premier, en fit usage.

Nullement alcaline, ne renfermant pas un atome d'acide carbonique, de soude, ni aucun des éléments qui se rencontrent dans les sources alcalines qui l'environnent. Cette eau est franchement acide, elle rougit fortement le papier bleu de tournesol.

Limpide au moment de son apparition à la surface du sol et reçue dans un verre, elle ne tarde pas à se troubler et à donner un dépôt ocreux. Ce dépôt est dû, je pense, aux sels de fer qui passant au maximum au contact de l'air, deviennent moins solubles et se précipitent.

Sa saveur est atramenteuse, douceâtre au palais, elle laisse un arrière goût d'encre. Cependant elle est bue, en général, sans répugnance, les femmes surtout la préfèrent souvent aux eaux alcalines.

A cause de cette sensation styptique, astringente, les baigneurs l'emploient comme collyre dans les blépharites légères ou graves dont ils sont atteints ; tout nous porte à penser que cette fontaine serait susceptible d'heureuses applications dans certaines maladies cutanées, et comme son débit est actuellement très faible, l'hydrofère de M. Mathieu serait ici très utilement employé (1). La température est de 15°, le thermomètre marquant 17°.

---

(1) Avec un litre d'eau de Dominique que j'avais réduit au tiers par l'évaporation au feu, j'ai obtenu la guérison de deux eczéma occupant toute la surface du cuir chevelu et datant, l'un de trois ans, l'autre de six ans. Les malades étaient deux enfants, le premier âgé de quatre, le second de dix ans. Le traitement consista en applications quotidiennes et continues de compresses imbibées du liquide ainsi préparé.

Dans la saison de 1862, j'ai vu à Vals un maçon d'Arles porteur d'ulcérations à bords taillés à pic, intéressant en certains points toute l'épaisseur de la peau, fournissant une humeur qui, en se concrétant, formait des croûtes épaisses et datant de plusieurs mois, guérir par des bains locaux pris dans l'eau de la Dominique.

Cette dartre était héréditaire ; au départ du malade (vingt-cinq jours de traitement), tout était cicatrisé.

Depuis quelques temps, je me sers usuellement de cette eau pour faire lotionner les divers impetigo que je rencontre ; elle détermine une prompte guérison.

Dans la partie de son rapport qui concernait la source Dominique, M. O. Henry ajoutait :

« Quoique par l'analyse nous ayons trouvé les « sels ferriques que nous portons ici, pour « assurer qu'ils existent tels primitivement « dans l'eau, dissous à la faveur de l'acide (1), « il faut encore quelques expériences afin de « bien constater le fait, comme pour doser « d'une manière précise l'*arsenic*, dont la pro- « portion obtenue dans un seul essai, a été « égale à 0,0031 pour 1000 d'eau. En résumé, « on voit que l'analyse de la source Dominique « exige encore quelques recherches nouvelles « pour être définitives. D'après ces essais, tou- « tefois, cette eau nous paraît des plus inté- « ressantes au point de vue chimique, et elle « nous semble mériter une étude sérieuse. »

Au point de vue géologique, rien n'est plus

---

(1) « L'on sait toutefois que l'arséniate de fer n'est « pas décomposé par l'acide sulfurique affaibli, et ici « c'est de l'acide sulfurique au millième; il ne doit pas « en être autrement, et le silicate de fer doit être dans « le même cas. »

curieux que de voir une fontaine environnée de
toute part de sources alcalines, différer complètement de composition avec elles. Elle sort cependant du même terrain feldspathique et gra-
nitique, mais sous un point où l'aspect en est
plus rougeâtre et plus pyriteux.

Ces sels de fer sont des arséniates, des phos-
phates, des silicates et des sulfates, alors que ce
métal est combiné dans les autres sources avec
l'acide carbonique.

Ici, c'est un excès d'acide sulfurique qui fait
de la Dominique une véritable limonade sulfurique, si je puis m'exprimer ainsi, tandis que
ses voisines tiennent en excès du gaz acide carbonique.

Remarquons que l'acide sulfurique libre n'y
est point en proportion insensible : l'analyse en
décèle plus d'un gramme par litre, vingt gouttes
environ, dose considérable et que l'on n'atteint
pas toujours en formulant la limonade offici-
nale.

Jusqu'à ce jour, on ne connaissait pas dans
notre ancien continent de source semblable ; on
lit, en effet, dans le *Traité des eaux* de MM. Pé-

trequin et Socquet : « Nous citerons (pour exem-
« ple de sources acidulées par des acides au-
« tres que l'acide carbonique ou sulfhydrique),
« pour l'acide sulfurique, le Rio-Vinagre (Amé-
« rique), et l'eau de Ruitz (Nouvelle-Grenade)
« découverte en 1847 et qui est encore plus
« acide; mais ces exemples sont plus curieux
« qu'utiles, car ces eaux minérales ne sont pas
« employées en médecine ».

Désormais, une nouvelle fontaine sera connue, qui, minéralisée par l'acide sulfurique libre, tient encore en dissolution des sulfates,
arséniates de fer, etc.; et à cette rareté hydro-
logique de deux eaux acidifiées par l'acide sulfurique libre : Rio-Vinagre et Ruitz (Amérique),
on pourra ajouter le nom de Dominique (France).

CHAPITRE II.

Propriétés toni-sédatives et reconstituantes de la source Dominique.

Les considérations précédentes seraient de

peu d'importance, s'il ne s'attachait à la connaissance d'une telle source qu'un pur intérêt de curiosité, et si la thérapeutique ne devait pas y trouver de nouvelles ressources.

Sous ce nouveau point de vue, la fontaine
Dominique mérite une place distincte : c'est ce
que nous allons essayer d'établir.

Depuis longtemps, cette source a été réputée
comme ayant une certaine action contre les fièvres intermittentes; mais cette action était plutôt attribuée aux vomissements provoqués par
une grande quantité d'eau ingérée, qu'à l'effet
thérapeutique propre de ses éléments minéralisateurs. Ainsi, par exemple, Raulin, dans son
Traité analytique des eaux minérales de France,
la conseille « dans les cas où la fibre est lâche
« et humide, dans les maladies chroniques avec
« relâchement, les gonorrhées invétérées non
« vénériennes, les pertes blanches excessives,
« les cours de ventre séreux, les sueurs colli-
« quatives, etc., *comme émétique dans les fièvres*
« *intermittentes dont le foyer est dans les pre-*
« *mières voies.* »

Nous montrerons plus tard ce que l'on doit

attendre de l'usage de cette eau administrée dans le cours d'une fièvre intermittente, la modification qu'il faut lui faire subir pour en obtenir des effets anti périodiques et fébrifuges certains.

Nous allons rapporter maintenant, pour en tirer plus tard quelques déductions, plusieurs observations que nous avons saisies au passage ; nous disons saisies au passage, car la fontaine Dominique est restée jusqu'à ces derniers temps frappée d'une sorte de réprobation générale ; aussi, depuis huit ans que l'inspection de Vals nous est confiée, n'avons-nous pu recueillir qu'avec beaucoup de peine les premiers faits qui ont commencé à diriger nos pas dans l'étude de cette source extraordinaire.

OBSERVATION I.

Chloro-anémie accompagnée de dyspnée prononcée.

Mme B..., âgée de vingt-cinq ans, robuste et jouissant d'une bonne santé avant l'invasion de la maladie qui l'amène à Vals, appartient à la classe la plus aisée de la société.

Il y a dix mois, elle éprouve une hémorrhagie utérine grave qui la laisse dans un état de faiblesse extrême. Bientôt les symptômes de chloro-anémie les plus prononcés se manifestent et augmentent de jour en jour, malgré l'emploi des ferrugineux et des toniques les plus variés.

Arrivée à Vals le 11 juillet 1861, cette jeune dame nous frappe au premier aspect, par la décoloration générale des téguments, les muqueuses des yeux, des lèvres, sont absolument exsangues, une teinte verdâtre règne sur la face et les mains. Toute couleur rosée a disparu des ongles, c'est à peine si la malade peut faire quelques pas sans que des palpitations de cœur tumultueuses avec essoufflement intense ne la forcent de s'arrêter.

Bruit de diable très prononcé dans les carotides.

Menstruation suspendue ; l'appétit paraît par intervalles, mais il est très capricieux.

Dès le premier jour, nous prescrivons à

Mme B. quatre verres de Dominique, bain minéral quotidien.

Le lendemain, la dose de Dominique est
augmentée, cette eau est trouvée excellente.

Deux jours après, l'essoufflement a déjà sensiblement diminué; les jours suivants, les symptômes s'amendent progressivement.

Le 23 juillet, après douze jours seulement de
traitement, les muqueuses sont rosées, l'essoufflement nul, la malade fait des courses lointaines sans fatigue. L'appétit ne s'est pas dé-
menti des cinq ou six derniers jours, les digestions sont excellentes.

Le mari de Mme B. nous assure qu'elle a repris son teint ordinaire.

Les vaisseaux du cou et le cœur, ne laissent
percevoir aucun bruit anormal.

Impatiente de revoir son enfant de dix mois,
cette dame partit malgré notre insistance à la
retenir. Nous avons su depuis que la guérison
s'était maintenue.

L'influence de la Dominique est ici manifeste,
car il n'a été fait usage d'aucune autre eau; avec
la susceptibilité des organes de la circulation et

de la respiration de Mme B., nous sommes certains, pour l'avoir constaté bien des fois sur d'autres malades, que les eaux alcalines auraient augmenté cette disposition à l'essoufflement, et que le traitement n'aurait pu être suivi. L'observation suivante justifiera cette manière de voir.

OBSERVATION II.

Chlorose, palpitations exaspérées par les eaux bicarbonatées sodiques, calmées par la Dominique.

Une dame du Midi, Mme S., eut, il y a trois ans, une couche très pénible avec perte de sang abondante. La convalescence fut très longue, et les forces ne revinrent qu'incomplètement. Depuis lors, l'embonpoint a considérablement augmenté, sans que pour cela la santé générale soit devenue meilleure.

La malade est sujette à des essoufflements fréquents; une névralgie hémi-faciale périodique provoque des douleurs très vives. Les battements du cœur sont forts et tumultueux.

L'appétit, presque complètement perdu, ne permet qu'une alimentation insignifiante et tout à fait en désaccord avec les apparences de santé de Mme S.

Chaque époque menstruelle est marquée par des douleurs de reins et du bas-ventre atroces ; la malade est obligée de garder le lit plusieurs jours.

Aussitôt que la déplétion est faite, les douleurs faciales apparaissent.

Mme S. a pris souvent de la quinine pour combattre ces retours névralgiques ; les ferrugineux lui ont aussi été administrés en quantité, le tout inutilement.

Mme S., arrivée à Vals depuis une dizaine de jours, a été dirigée dans son traitement par des baigneurs de son pays qui lui ont conseillé de prendre un bain chaque jour et de boire autant qu'elle pourrait de l'eau de la source Chloé.

Après cinq jours de ce régime, les palpitations devinrent excessives et je fus consulté pour la première fois le 19 juillet 1860.

Prescription : Suspendre les bains et l'eau alcaline.

Prendre : Dominique, trois verres par jour.

20 juillet. La malade éprouve un peu de vertige auquel elle est d'ailleurs sujette.

21 juillet. Essoufflement sensiblement diminué.

22 juillet. Même prescription.

23 juillet. Résultat excellent. Les palpitations cardiaques ont cessé, il n'existe plus d'essoufflement, l'appétit est très bon, la marche facile.

Malheureusement, le 23, dans la nuit, le retour des règles se fait sentir, les douleurs de reins se manifestent, et la malade, pour ne pas perdre de temps, part malgré moi de Vals le 24.

Je ne cite cette observation que pour établir l'influence sédative de la Dominique sur le système sanguin et respiratoire.

La sédation déterminée par la Dominique est ici très marquée et contraste avec l'excitation que détermina la Chloé.

L'observation suivante est une preuve de plus de cette sédation.

OBSERVATION III.

Accidents cardiaques liés à un état chloroti-
tique, guéris par l'usage exclusif de la Do-
minique.

Mme H., religieuse, d'un tempérament lymphatique, d'une constitution faible, âgée de
vingt-quatre ans, est malade depuis six mois.

La malade présente toutes les apparences
de la chlorose : teint pâle, lèvres décolorées,
appétit bizarre, règles régulières, diminuées
mais précédées de violentes douleurs. Pertes
blanches excessives, pouls constaté plusieurs
fois et toujours à quatre-vingt-cinq par minute,
battements de cœur très pénibles, même au repos; toux sèche et incessante, impossibilité de
dormir sans avoir la tête élevée, étouffements à
la moindre marche; pas de bruit de souffle au
cœur ou aux carotides; les poumons fonctionnent bien. Constipation habituelle.

Je vois la malade le 10 juillet 1861, pour la
première fois.

En présence d'accidents si graves, je crus avoir à faire à un cas d'hypertrophie du cœur, et ma première pensée fut de renvoyer la malade. Cependant les signes de chlorose dont je viens de parler me firent négliger les signes stéthoscopiques, et je mis la malade à l'usage exclusif de la Dominique.

Les eaux bicarbonatées de Vals, au lieu de calmer la surexcitation du système circulatoire liée à la chlorose, ne font que l'exaspérer ; aussi ne peut-on les employer dans ces cas, sans avoir au préalable calmé cet état, soit par les préparations de digitale, de belladone ou d'opium.

12 juillet. C'est-à dire deux jours après avoir commencé l'usage de la Dominique, le pouls est à soixante-dix-huit. La malade se trouve moins essoufflée ; elle commence à dormir avec moins de gêne.

17 juillet. Pouls à soixante-douze. Amélioration surprenante ; les couleurs sont revenues complètement, comme

17 juillet. chez le sujet de l'observation I, l'oppression est presque nulle. Le 15, il était survenu une légère diarrhée, qui disparaît le lendemain.

Les pertes blanches ont tellement diminué qu'elles sont insignifiantes. Les palpitations si accablantes se sont effacées; la malade vient d'éprouver une métamorphose complète; elle a engraissé, parce que son appétit est excellent et qu'elle digère fort bien tout ce qu'elle prend.

Cette observation, rapprochée de la première, prouve assez, avec quelle rapidité, les éléments réparateurs de la Dominique sont susceptibles d'agir, dans certains cas.

Il y aurait manque de sincérité de ma part, si je laissais ignorer au lecteur les appréciations de la société d'hydrologie médicale de Paris, sur la troisième et dernière partie de cet ouvrage.

J'eus l'honneur de présenter à cette société

savante, mes études sur la Dominique, telles à
peu près que je les reproduis ici; je les présen-
tai à l'appui de ma candidature au titre de
membre correspondant.

Le rapporteur de la commission nommée
pour rendre compte de mon travail, usa de
son droit de critique, avec une impartialité et
une indépendance à laquelle je me plais à
rendre justice. Inconnu de lui, je lui dois une
sincère reconnaissance pour sa bienveillance à
mon égard.

Je me dois cependant de faire quelques réserves et de les faire valoir, à mesure que l'occasion se présentera.

M. le rapporteur trouve réellement remarquable l'observation i; sans doute, cette observation me frappa par la rapidité avec laquelle tous les symptômes s'amendèrent. Il
n'est pas besoin toutefois de faire intervenir
le merveilleux pour concevoir une telle guérison.

Douze jours suffisent pour guérir, quand,
dans ce laps de temps, on est assez heureux
pour employer un médicament tout à fait ap-
proprié.

Ce qui est réellement remarquable dans cette observation, c'est le cas particulier dans lequel se trouvait cette jeune dame. Elle avait été traitée, en effet, par un homme de vrai savoir qui avait administré les ferrugineux et les toniques, sous les formes les plus variés, tout cela était resté inactif, et la Dominique put, en douze jours, opérer le résultat que l'on sait.

En rendant compte de l'observation II , M. le rapporteur commet une erreur que je ne dois pas passer sous silence.

Il note la *guérison en quatre jours*, et il ajoute : *Ce fait me paraît un peu merveilleux.* L'observation est reproduite ici textuellement, telle qu'elle fut présentée à la société d'hydrologie, que le lecteur juge si j'ai dit rien qui puisse faire croire à une guérison.

M. S., à la suite de l'usage intempestif de l'eau de Chloé, vit ses essoufflements augmenter d'intensité, son appétit diminuer encore, le malaise général s'accroître. Après quatre jours de l'usage de la Dominique, l'essoufflement eut disparu, l'appétit fut revenu ainsi que la facilité de la marche. Remarquons que ces essouf-

flements n'étaient point continus, l'observation
dit qu'ils étaient fréquents. A quoi attribuer ce
résultat, sinon à l'usage de la Dominique?
Quoi d'étonnant que des symptômes de nature
nerveuse aient disparu aussi promptement.

M. le rapporteur n'aurait point vu là une
guérison en quatre jours, s'il avait remarqué ces
deux lignes de mon travail : « Je ne cite cette
« observation que pour établir l'influence sé-
« dative de la Dominique sur le système san-
« guin et respiratoire, la sédation déterminée
« par la Dominique est ici très marquée et
« contraste avec l'excitation que détermina la
« Chloé. »

Enfin, cette *guérison en quatre jours* a été si
loin de ma pensée, qu'en tête de l'observation
il est écrit : « chlorose, palpitation exaspérée
par les eaux bicarbonatées sodiques, calmées
par la Dominique.

L'observation troisième surprend M. le rapporteur ; quant à nous, nous n'avons rien à
ajouter ni rien à retrancher. Les faits se sont
passés ainsi que nous le disons.

La sédation provoquée par la Dominique est

pour nous un fait incontestable. Nous avons
été le témoin de faits trop nombreux pour penser autrement. Sans doute, tous ces faits ne
sont point aussi frappants que ceux que nous
consignons ici, mais ils n'en ont pas moins
leur valeur.

Cette eau est un remède nouveau à opposer
aux constitutions débilitées qui ne peuvent to-
lérer les eaux alcalines; car si celles-ci réussissent souvent en portant une excitation salutaire,
le réveil dans l'estomac, et de là dans tous les
organes, on sait que bien souvent le but est dépassé et qu'alors l'estomac, au lieu d'en recevoir une vie nouvelle, n'en reçoit que fatigue et
aggravation de maladie.

Prenons une maladie *totius corporis*, une débilitation générale, une chlorose, etc., tenant
ou non sous leur dépendance une affection gastrique, utérine, ou bien des manifestations
sans cesse renaissantes d'infection paludéenne.
Eh bien! dans ces cas divers, l'action de nos eaux
gazeuses bicarbonatées sodiques est une action indirecte, c'est-à-dire que ces eaux déterminent la guérison en plaçant l'estomac et,

partant, l'économie entière dans un état tel qu'ils peuvent recevoir et élaborer une alimentation suffisante et réparatrice.

La source Dominique, au contraire, paraît agir plus directement. Si, ses particules minéralisantes ne sont point absorbées de toutes pièces, cette limonade dissolvant de l'arsenic, du fer, etc., agit cependant davantage par elle-même que les eaux bicarbonatées ses voisines.

C'est une remarque que j'ai été amené à faire quelquefois ; que les eaux bicarbonatées sodiques ne déterminent jamais une guérison ou une amélioration, sans que le centre digestif ne soit le premier influencé : les malades, qu'ils soient atteints des affections les plus diverses, mettent presque toujours l'appétit et les digesions plus faciles dans l'énumération des premiers profits qu'ils attribuent à leur traitement.

Il n'en est pas aussi généralement de même de ceux qui boivent la Dominique. Le rôle du tube digestif est plus secondaire pour eux. Ils attribuent plus au remède, le remède les guérit davantage par lui-même.

Soit que l'arsenic uni au fer agisse sur les

voies respiratoires et corrige l'excitation inhérente aux eaux ferrugineuses, soit que l'ensemble des corps qui constituent la Dominique,
forme un tout à action définie, il est constant
que cette eau produit des effets sédatifs très
marqués, tout en agissant comme reconstituante. Les trois observations précédentes et
d'autres encore en font foi.

En parcourant la classe des eaux ferrugineuses proprement dites, on est étonné de voir l'é-
lément arsenic figurer si rarement dans leurs
analyses (1). Peut-être est-ce à sa présence
dans la Dominique que l'on doit de déterminer
les effets dont nous parlons. D'autre part,
l'existence d'un acide libre pourrait être invo-
quée pour expliquer certains effets que produit
l'usage de cette eau sur les sujets à sang appauvri. Nous abandonnons ces vues théoriques
pour ne nous retrancher que derrière les faits.

---

(1) Sur cinquante-cinq analyses d'eaux martiales carbonatées, crênatées ou silicatées hydro-sulfatées et phos-
phatées que donnent MM. Pétrequin et Socquet, nous
n'en trouvons que neuf dans lesquelles l'arsenic soit dé-
signé par le mot *traces*.

CHAPITRE III.

Action de la Dominique sur les fièvres intermittentes à manifestations périodiques, régulières ou irré-régulières.

Les faits précédents doivent prouver assez les vertus toni-sédatives et reconstituantes de la Dominique. Il nous reste à parler dans ce chapitre de son action sur les fièvres intermittentes et sur les désordres que ces affections laissent après elles. Dans un dernier chapitre, nous nous occuperons du médicament qui forme la partie la plus essentielle de ce travail, et que nous croyons le plus digne de fixer l'attention.

Dans ce nouvel ordre d'idées, nous avons à présenter une observation qui servira de transition naturelle : aux accidents périodiques se joignent, en effet, de la dyspnée et des palpitations cardiaques. Le résultat obtenu au moyen de la Dominique fut des plus frappants. En même temps que l'eau de la Dominique était ingérée, la sédation du système sanguin et respiratoire s'effectuait d'une façon manifeste.

Cet effet sédatif, cette respiration plus facile qui permet aux malades des courses lointaines, sans fatigue et sans efforts, ne pourrait-on pas les comparer aux effets que l'on dit se manifester chez les arsénicophages de la Styrie et d'autres lieux, ainsi que chez les fiévreux que M. Boudin traitait par l'acide arsénieux. Chez ces derniers, on note également que la respiration et la marche sont plus faciles.

OBSERVATION IV.

Accidents périodiques quotidiens compliqués de palpitations de cœurs et de dyspnées, suite de fièvre intermittente paludéenne.

M. X..., banquier, d'une des principales villes du midi de la France, contracta la fièvre intermittente tierce dans les marais de la Camargue. A son retour dans sa ville natale, les accès revêtent la forme pernicieuse; de hautes doses de quinine et bien d'autres remèdes échouent complètement.

En présence d'un danger imminent, les médecins qui assistent M. X... décident de le plonger dans un bain d'eau froide au moment où l'accès reparaîtra. Cette immersion, ce traitement perturbateur amènent un résultat prompt et favorable. A partir de ce moment, les accès avec leurs stades sont enrayés, il ne restera plus au malade que des ressentiments qui dureront pendant neuf mois, jusqu'à la saison des eaux qu'il vient passer à Vals.

Ces accidents consistent en ressentiments revenant chaque soir à la même heure, sorte de refroidissement général avec prostration subite des forces, lassitude extrême et surtout tristesse profonde, mélancolie contre laquelle le malade ne peut réagir malgré les efforts soutenus de sa volonté. Au moment de l'invasion, le malade est obligé de s'aliter.

Cet état dure une, deux, trois heures par jour, et bientôt après, notre homme retrouve la gaîté jusqu'au lendemain. M. X... est d'un naturel excessivement jovial.

A la première visite, M. X... me frappe par l'aspect blême de sa figure et par la gêne qu'il paraît éprouver à respirer.

Quoiqu'il n'eût fait ce jour-là aucun exercice forcé, le malade, ausculté debout, présente un cœur rebondissant, animé de mouvements tumultueux. Les poumons fonctionnent trop largement, c'est-à-dire que le thorax subit une ampliation exagérée à chaque inspiration. L'appétit est peu développé.

Cet état de l'organe important de la circulation me fit écarter l'usage de nos bains et de nos eaux alcalines qui auraient certainement augmenté cette excitation déjà très prononcée. M. X... fut donc mis à l'usage exclusif de la Dominique.

Une amélioration notable ne tarda pas à se manifester. Les accidents périodiques allèrent en décroissant, et après quinze jours passés à Vals, M. X... partit très bien guéri, n'éprouvant plus depuis trois jours aucune espèce de ressentiment et se sentant un tout autre homme. L'appétit surtout était fort bien revenu, et les palpitations n'occasionnaient ni douleur, ni gêne dans la respiration. Tout ceci se passait dans la saison des eaux de 1859.

Désireux de savoir si la guérison avait persisté, j'écrivis à M. X... et voici ce qu'il eut la bonté de me répondre en date du 10 février 1860, c'est-à-dire six mois après son départ : « Depuis mon retour des eaux de Vals, ma « santé est parfaitement rétablie. La Domini- « que m'a fait évanouir à jamais mes retours de « fièvre. Je me porte très bien. Ne serait-il que « par reconnaissance, je me propose, Dieu ai- « dant, de venir la saison prochaine en pren- « dre quelques verres..... »

Cette observation établit l'effet complexe de la Dominique : action sur les organes de la circulation et de la respiration, action sur les retours périodiques paludéens.

Notons en passant, que ces sortes d'accès n'étaient point la fièvre proprement dite, mais bien un de ses reliquats.

Nous ferons voir plus loin que les doses de Dominique les plus fortes qu'il soit humainement possible d'ingérer dans un jour, sont impuissantes à guérir la fièvre intermittente en en action, la fièvre intermittente proprement dite, celle qui paraît régulièrement avec ses accès et ses stades arrêtés à l'avance.

Fièvre intermittente rebelle. — Accidents syphilitiques.

M. S. avait contracté la fièvre intermittente dans un département où cette maladie est endémique. Les premiers accès avaient eu lieu, depuis trois ans, lorsqu'il vint habiter une localité de l'Ardèche où la fièvre est à peu près inconnue.

Dès le début, la fièvre fut coupé par la quinine, mais depuis lors, elle revenait souvent sans être provoquée, quelquefois après le plus simple écart de régime.

M. S. fit plusieurs voyages, séjourna dans plusieurs points de la France, et toujours la fièvre revenait par intervalles. Il habitait l'Ardèche depuis un an environ, et déjà les accès s'étaient reproduits plusieurs fois, ici comme ailleurs, quelques grains de quinine coupaient le retour des accès, pour une certaine durée.

M. S. se décida à aller boire l'eau de la Dominique, pendant un mois environ; et depuis, il n'a pas reparu un seul accès. Il y a aujourd'hui plus de cinq ans que cette guérison ne s'est pas démentie.

Nous pourrions ajouter que M. S., pendant son séjour dans l'Ardèche, ayant contracté des chancres, fut atteint d'une syphilis marquée par les accidents que l'on constate, en pareil cas : roséole, ulcérations à la gorge, chutes des cheveux, etc., etc. Le cortége des accidents était complet, et malgré le traitement le plus rationnel dirigé par un de mes confrères, M. S. en était toujours à se voir en proie à quelque nouvelle manifestation.

C'est dans ces circonstances que le traitement par la Dominique fut commencé. Or, il arriva qu'après un mois passé à Vals, tout fut guéri, et que depuis lors, ni symptômes de fièvre, ni accidents de vérole n'ont reparu.

OBSERVATION VI.

Fièvre intermittente rebelle guérie par la Dominique.

Depuis que j'ai l'honneur de remplir à Vals les fonctions de médecin inspecteur, je vois revenir fidèlement aux bords de la Dominique un homme de cinquante-cinq ans, maire d'une commune de l'Ardèche, et qui fut radicalement guéri d'une fièvre intermittente rebelle, il y a sept ou huit ans.

Habitant une localité où la fièvre est endémique dans certaines saisons de l'année, il fut pris, en automne, d'accès périodiques tierces, avec les trois stades de frisson, chaleur, sueur. La durée des accès était de deux à trois heures.

Après avoir vainement usé des préparations quiniques, notre malade partit pour Lyon, où il trouverait, lui disait-on, un remède infaillible contre sa maladie. Le spécifique fut pris, en effet, et peu de temps après les accidents se calmèrent.

L'hiver suivant se passa assez bien; mais par une matinée humide du printemps, un accès plus fort qu'aucun autre fit invasion; le remède de Lyon fut encore pris; mais cette fois il n'agit plus. La quinine seule avait la propriété d'éloigner les accès, mais ils revenaient irrégulièrement.

Dans le courant de juillet, le malade vint boire la Dominique, et depuis cette époque, il n'a jamais eu le moindre ressentiment.

Je puis rapprocher de ce cas l'observation d'un habitant de Lyon, que j'ai également vu à Vals, amené par la reconnaissance.

Il avait contracté la fièvre dans la Bresse, et les mille remèdes qu'il fit n'ayant pu le guérir, il ne trouva la fin de sa maladie que dans les eaux de la Dominique.

OBSERVATION VII.

Fièvre intermittente rebelle contractée en Orient. — Guérison.

Dans la saison de 1861, M. D., négociant en

soie, âgé de quarante-cinq ans, est venu se mettre en traitement à Vals.

Il se présente à notre consultation, le 9 août 1861, et nous raconte que l'année précédente, ayant successivement voyagé dans les îles de l'Archipel, dans la Grèce, sur les côtes de l'Asie Mineure, il fut atteint de la fièvre intermittente quotidienne.

Les accès revêtaient la plus grande gravité et duraient de huit à dix heures.

Depuis que le malade a touché la France, le stade de froid a été peu intense, contrairement à ce qu'il était auparavant ; mais bientôt il est remplacé par une chaleur insupportable qui détermine une congestion effrayante du côté de la tête. Cet état est toujours accompagné de délire pendant sept ou huit heures. Quand l'apyrexie commence, l'intelligence reste frappée de stupeur pendant plusieurs heures encore.

Le malade, d'un tempérament bilieux, a un teint olivâtre marqué. La rate est sensiblement hypertrophiée sans signes trop prononcés d'empâtement abdominal.

L'appétit est presque nul, et le malade ne

se sent jamais parfaitement remis, quoique les accès n'aient point paru de quelques temps.

Un compagnon de M. D. fut également atteint de fièvre intermittente dans les mêmes circonstances, et quoiqu'il fut doué d'une constitution en apparence aussi forte que la sienne, il succomba dans un port de la Grèce.

Pendant la traversée de Grèce en France, M. D. vit ses accès revenir régulièrement. Plus tard, les préparations quiniques les éloignèrent et les rendirent irréguliers ; mais les retours étaient aussi forts.

Vingt jours avant son arrivée à Vals, M. D. eut encore un grand accès à Lyon où il était allé pour affaires. Enfin, le dernier accès date du 1ᵉʳ août, et c'est le 9 du même mois que nous voyons le malade pour la première fois. Trois jours après le dernier accès, c'est-à-dire le 3 août, il a pris un gramme cinquante centigrammes de quinine, il y a donc six jours qu'il n'a rien pris.

Dès notre première entrevue, nous mettons M. D. à l'usage exclusif de la Dominique ; six

verres par jour, pas de bain, pas d'eau alcaline.

L'appétit, le bien-être étaient revenus sous
l'influence de ce traitement, lorsque le septième
jour, le malade est pris de tristesse ; il lui
semble éprouver les symptômes avant-coureurs
de ses accès. Il prend par précaution un gramme de quinine.

Le lendemain, en effet, M. D. ressent un peu
de céphalalgie et une inappétence prononcée ;
il est courbaturé, mal à l'aise et attribue tout
cela à un ressentiment de fièvre.

Les jours suivants, le traitement est repris
et continué jusqu'au 21 août exclusivement. A
cette dernière date, la dose de Dominique s'éle-
vait à dix verres par jour.

Le malade part donc le 22, réclamé par ses
affaires, dans l'intention de revenir. Malgré mes
exhortations, il ne reparut point.

L'appétit était revenu ; M. D. se sentait plus
fort, et en somme il était très satisfait.

Je revois M. D. le 17 janvier 1862, puis le
20 mars, même année, c'est-à-dire plus de six
mois après son départ de Vals. Il n'a plus pris

de quinine, n'a plus eu le moindre ressentiment de fièvre. Il s'applaudit surtout du bien
qu'a reçu son estomac ; il ne s'était jamais si
bien porté. C'est à la Dominique et à la Dominique exclusivement qu'il attribue sa guérison.

Le sujet de cette observation est un homme
fort riche, à qui rien n'a manqué ; on voit
qu'il avait voyagé, qu'il avait été traité par divers médecins, que le pays natal n'avait en
rien influencé la marche de la fièvre, et qu'en
fin de compte, il n'a pu guérir qu'à Vals. Cette
fièvre à accès assez rapprochés quoique non régulièrement périodiques serait-elle passée sans
la quinine ? je ne le pense pas. L'expérience
m'a prouvé, je crois, que plus sont rapprochés
et intenses les accès, moins il faut compter sur
l'action de la Dominique naturelle. C'est beaucoup toutefois qu'elle devienne le tout puissant
adjuvant de la quinine dans ces cas rebelles.

Les observations qui précèdent tendent à
présenter la Dominique comme un toni-fébrifuge
supérieur, dans certains cas, à la quinine.

Les sujets de ces trois observations avaient certainement la fièvre intermittente, ou, si l'on veut, la disposition à la contracter souvent, comme le sujet de la dernière observation ; tandis que les sujets des autres observations étaient bien plus évidemment en puissance de fièvre ; leur guérison établit, par conséquent, bien plus péremptoirement l'action fébrifuge, anti-périodique de cette eau.

L'observation dernière nous fournit un enseignement que je ne dois point passer sous silence, et qui, joint à deux autres faits que je vais relater, nous permettra d'apprécier l'étendue du pouvoir de la Dominique dans le cas qui nous occupe : c'est son insuffisance contre les cas de fièvre entière, c'est-à-dire, à stades accentués et à retours, à accès rapprochés.

Tous les quinze jours environ, le sujet de l'observation avait un accès ; malgré l'usage de la Dominique, nous nous voyons forcé de lui administrer un gramme de quinine. Il est probable, il est certain pour moi que l'accès serait revenu sans cette précaution.

Nous verrons dans d'autres observations le

peu d'influence de la Dominique sur certaines fièvres à accès complets, plus rapprochés ; et nous tirerons cette conséquence naturelle que l'eau de la Dominique est indiquée dans les reliquats de fièvre intermittente, dans les accidents légers liés à une intoxication paludéenne, ancienne ; mais qu'elle ne l'est plus dans une fièvre intermittente à action, à accès et à stades prononcés.

A l'appui de ce que j'avance, je vais dire en peu de mots l'histoire de deux sujets qui étaient en puissance de fièvre et contre laquelle la Dominique à haute dose échoua complètement.

OBSERVATION VIII.

Un jeune habitant des bords du Rhône était atteint de fièvre intermittente tierce depuis huit mois, lorsqu'il vint à Vals en 1861.

Il avait suspendu ses accès bien des fois déjà avec la quinine. Seul et sans guide, il but en moyenne pendant huit jours, vingt verres par jour, de l'eau de la Dominique. Les accès n'en revinrent pas moins. Il reprit encore de la

quinine, mais les accès ne furent suspendus
que pour huit jours, quoique dans cet intervalle, il bût constamment des doses copieuses
de cette fontaine. Il passa ainsi à boire une
bonne partie du mois de septembre, mais inutilement.

OBSERVATION IX.

A côté de ce fait, je puis rapporter celui
d'une jeune femme qui rapporta d'Afrique la
fièvre intermittente, en 1860, et que l'eau de la
Dominique, prise à domicile, ne put jamais
guérir. Je dois ajouter que tous les fébrifuges
connus lui furent administrés inutilement. Elle
est guérie au bout de deux ans par les progrès
du temps.

Voilà les faits uniques que j'ai pu recueillir
en cinq ans sur le compte de la fontaine Dominique. Je les ai exposés tels qu'il se sont présentés. Un si petit nombre en cinq années est
fort peu considérable ; il doit suffire cependant
pour établir ce fait, à savoir : que la Dominique naturelle, c'est-à-dire, telle qu'elle coule à

sa source, a sur la quinine l'avantage de pouvoir guérir radicalement les retours irréguliers de fièvre intermittente liée à l'infection, à la cachexie paludéenne.

Comment a lieu cette action, est-elle due à la présence seule des sels d'arsenic, faut-il l'attribuer à l'action reconstituante du fer ? Il est probable que ces deux agents associés entre eux, corrigés ou aidés par les autres éléments que signale l'analyse chimique, concourent au résultat que nous constatons.

Ce qui est démontré pour moi, c'est que cette fontaine reconstitue l'économie dans des cas où les agents réputés toniques, reconstituants ont échoué ; c'est que cette même fontaine guérit des retours irréguliers de fièvre intermittente liés à une intoxication profonde de l'économie que les remèdes les plus variés n'avaient pu guérir ; et que, par son action sédative sur les systèmes de la circulation et de la respiration, elle est applicable dans les cas nombreux où les eaux alcalines fortes de Vichy ou de Vals (1er groupe) ne seraient point supportées.

En présence d'une composition aussi étrange,

on ne doit point trop s'étonner des résultats obtenus.

Ainsi, en prenant la dose de 0,0031 d'arsenic pour 1,000 grammes de véhicule, indiquée par M. O. Henry, et en administrant au malade huit verrées par jour, ce qui est la dose moyenne, il se trouve avoir pris, au bout de la journée, 0,0062 d'arsenic, dose assez importante.

M. Boudin, et plus récemment M. Sistach du Val-de-Grâce, sont, il est vrai, allés beaucoup plus loin, mais autre chose est un médicament pharmaceutique, autre chose celui qui se prépare spontanément dans les profondeurs de la nature : des milliers de centigrammes de préparations martiales n'avaient pu guérir le sujet de l'observation 1re qui fut guéri par quelques verrées de la Dominique.

Remarquons d'ailleurs que les observations que nous donnons jusqu'ici ne concernent que des cas de fièvre irrégulière durant depuis longtemps, tandis que les statistiques des deux médecins précités concernent exclusivement des cas de fièvres encore en action, si je puis ainsi dire.

Nous devons faire remarquer encore une fois la promptitude avec laquelle la Dominique modifie l'économie, soit qu'elle agisse comme reconstituante, soit qu'elle soit employée comme fébrifuge. De tout temps, les toniques ont été recherchés et employés dans la fièvre intermittente, et quelle composition de prime abord plus tonique que celle de la Dominique?

D'un autre côté, ce n'est pas de nos jours que l'action sédative et tonique de l'arsenic est constatée. Ainsi, on lit dans les *Eléments de médecine pratique*, de Cullerr, page 158, tome 1, « l'usage de l'arsenic (1) et de l'alun dans les fièvres intermittentes semble évidemment dépendre de leur vertu tonique.

La composition de la Dominique nous paraît réunir ce double avantage que tous les médecins ont recherché dans la médication arsénicale

---

(1) « Le docteur Jacob a recommandé l'arsenic dans « les fièvres intermittentes, mais quoiqu'il ait été quel- « quefois utile, on doit entièrement le rejeter à raison « de ses effets pernicieux; il est certain que ce poison « agit comme *sédatif* et comme *tonique*. »

contre les fièvres intermittentes : *Association des toniques à l'arsenic*. On sait que M. Boudin recommande expressément un régime substantiel : après lui, M. Sistach administre concurremment les ferrugineux.

La composition de cette eau d'une part; d'autre part, les effets thérapeutiques qu'elle est susceptible de produire, m'avaient souvent fait penser que les jeunes militaires que la cachexie d'Afrique ou des pays chauds retient dans les hôpitaux ou dans leurs foyers, inutiles à leur pays, seraient promptement remis ici. Mes tentatives à cet égard, n'ont pas encore trouvé faveur auprès de l'autorité.

Le remède contre ces sortes d'états morbides compris sous les noms de cachexie paludéenne, infection, intoxication miasmatique, etc., ce remède, disons-nous, est encore à trouver.

Sans doute, les voyages, le grand air, l'usage des eaux comme celles de Vichy donnent de bons résultats, mais tout cela n'est point un remède, nous allions dire un spécifique comparable à la Dominique.

Qu'une eau minérale alcaline, comme nous

en avons à Vals, réveille l'appétit, *ouvre* l'estomac pour traduire le nom d'apéritive qui leur
est donné, et que par l'élaboration de sucs
plus nourrissants, elle détermine une amélioration notable, nous reconnaissons cet effet ; mais
qu'une eau portant avec elle tous ces agents médicamenteux à la fois, qui guérisse une maladie
aussi tenace que celle dont nous parlons, soit
connue jusqu'à ce jour, nous pensons que ce
précieux bienfait est encore à trouver, à moins
que la Dominique ne vienne combler cette lacune.

CHAPITRE IV.

**Eau de la Dominique concentrée. — Propriétés phy-
siques, physiologiques, chimiques et thérapeutiques
de l'eau concentrée.**

J'arrive à la partie que je regarde comme la
plus importante de mon travail, à celle qui doit
présenter l'eau de la source Dominique dans

toute sa puissance, en faire un médicament nouveau, un médicament héroïque, si mes yeux
ne m'ont point trompé, si je n'ai pas été la
dupe d'une illusion de mes sens.

Frappé des résultats dont j'étais le témoin
par l'emploi de la Dominique naturelle, résultats que j'ai consignés dans les chapitres précédents, je pensai qu'en concentrant cette eau, je
pourrais profiter davantage de toute sa vertu.

Il paraissait naturel de penser, en effet, que
si l'eau naturelle de la Dominique guérissait la
fièvre intermittente dans ses manifestations ir-
régulières, la cachexie paludéenne à effets éloignés, amoindris soit par le temps, le changement de climat, ou les remèdes appropriés; il
paraissait naturel de penser, disons-nous, qu'une
dose plus forte du médicament pourrait guérir
cette même maladie, soit qu'elle eût plus de force
parce qu'elle débutait, soit que pour tout autre
motif, elle fut plus grave, dans une phase plus
menaçante.

Qu'est-ce qu'une fièvre intermittente tierce,
ou une fièvre paludéenne à accès revenant parfois tous les huit jours, parfois tous les vingt

jours, etc. ? d'après les notions que nous avons sur cette maladie, notions obscures, il est vrai, il n'y a en tout cela qu'une différence dans la forme, dans la force de la manifestation, mais le mal, au fond, est le même ; c'est toujours dans l'un et l'autre cas, l'infection, la cachexie palu-déenne qui se manifestent (réservons quelques accès fébriles intermittents, phénomènes ner-veux liés à des causes connues telles que des lé-sions organiques, etc.).

Etant donc bien établi que l'eau naturelle de la Dominique était fébrifuge, anti-périodique dans les circonstances précitées ; restait à sa-voir si, en administrant ce liquide en plus grande puissance, c'est-à-dire en le concentrant de telle façon que ses sels minéralisateurs fussent con-tenus dans une proportion bien moindre de véhicule ; il n'acquerrait pas des vertus analo-gues plus accentuées, plus fortes.

J'ai cité l'observation (v. l'obs. viii) d'un jeune homme en proie à la fièvre intermittente que vingt verres par jour de Dominique naturelle longtemps continués ne purent guérir. Or, vingt verres c'est quatre litres environ, cette dose est

énorme; et un remède qu'il faudrait administrer en si fortes proportions, devrait être aban-
donné, mais, si au lieu de vingt verrées le malade avait pris seulement deux verres d'eau concentrée, qui eussent représenté huit litres au lieu
de quatre, peut-être sa fièvre tenace aurait-elle
cessé.

Telles sont les considérations qui m'ont
amené à concentrer l'eau de la Dominique.

Cette eau concentrée, je l'obtiens tout simplement en faisant évaporer l'eau naturelle au
feu, dans une capsule de porcelaine. Ce produit
de l'évaporation est calculé de telle sorte que
trois litres d'eau naturelle soient réduits à deux
cents grammes, c'est dans des flacons de deux
cents grammes de capacité que sont enfermés
les trois litres ainsi réduits.

Un flacon de Dominique concentrée présente,
au premier abord, deux objets distincts : le liquide et le dépôt.

Prenons pour exemple un flacon de deux
cents grammes environ, qui représente trois
litres concentrés.

La partie liquide est limpide comme de l'eau

22

de roche. La saveur est acidule, astringente, atramenteuse.

Le papier bleu de tournesol en est fortement rougi. Une dissolution de tannin y produit un précipité noir de sels de fer.

Quant au dépôt, il apparaît au fond du flacon ne variant pas d'épaisseur, si l'on a eu le soin de puiser l'eau de la Dominique pendant un temps sec, car l'eau de pluie vient se mêler très facilement à cette fontaine. Ce dépôt est d'une couleur rouge brique. Si l'on agite le flacon, on voit une poudre très fine envahir toute sa capacité. Pendant la concentration, on voit le dépôt se fixer sur les parois du vase en porcelaine qui est exposé au feu. Je ne sais si l'ébullition y provoque des combinaisons nouvelles. Après plusieurs mois d'embouteillage, le dépôt devient plus floconneux. J'ignore si cette disposition nouvelle tiendrait à l'agglutination de la matière organique (1).

---

(1) Aujourd'hui, la Dominique sourde à l'abri du ruisseau qui l'avoisinait. Elle ne subit plus aussi directement les diverses modifications que la pluie imprimait à son débit et à ses qualités. Le 15 septembre 1864, j'ai

Quelle est l'action physiologique de cette eau concentrée sur les organes digestifs, urinaires, etc. ?

J'ai administré jusqu'à cinq flacons en vingt-quatre heures, c'est-à-dire quinze litres d'eau naturelle concentrée ; et malgré la plus grande attention, je n'ai observé aucun effet marqué soit sur l'estomac, soit sur l'intestin (1). Je n'ai pas vu une seule fois la moindre douleur produite par l'ingestion de cette eau concentrée.

Les urines ne m'ont paru ni augmentées ni diminuées. Il est probable qu'elles contiennent des traces du médicament ; je ne me suis livré à aucune expérience à cet égard.

Par ce que j'ai vu bien des fois déjà, je suis porté à croire que l'arsenic de la Dominique n'y est point dans un tel état qu'il puisse déterminer des effets toxiques.

---

disposé deux flacons qui se trouvaient dans les mêmes conditions ; l'un à la lumière ; le second a été tenu dans l'obscurité : le dépôt du flacon exposé à la lumière a disparu peu à peu ; après quatre mois il n'existait plus, tandis que celui du flacon tenu dans l'obscurité est intact dix mois après.

(1) Les matières fécales deviennent noires.

Chacun sait que sur un certain nombre de malades auxquels on administre les liqueurs de Fowler ou de Pearson, par exemple, il s'en trouve toujours qui éprouvent des accidents gastriques ou intestinaux pour les doses les plus minimes de ces liqueurs. Ici, jamais rien de pareil. J'ai administré l'eau concentrée à plus de cinquante personnes, depuis les doses les plus faibles jusqu'aux plus fortes ; je n'ai pas vu un seul accident. Le petit théâtre dans lequel j'exerce la médecine ne me permet point de pousser plus loin le parallèle entre le traitement par la Dominique concentrée et celui qu'institua M. Boudin dans ces derniers temps.

Le 10 octobre 1862, je concentrai vingt-cinq litres de Dominique que je réduisis à deux cents grammes, et j'administrai ce liquide à un chien de moyenne taille, j'évalue à un cinquième le liquide perdu pendant que le chien se débattait pour avaler. Aussitôt après l'ingestion, notre chien se promena fort tranquillement dans un jardin, un quart d'heure après environ, il se coucha sur le ventre, vomit à deux reprises sans efforts des aliments non encore digérés ainsi qu'une partie du liquide ingéré. Deux heures après, il y eut une selle normale, et le lendemain il se portait très bien.

L'innocuité complète de l'eau concentrée qui m'est démontrée aujourd'hui par plusieurs exemples, était loin de m'être aussi évidente, il y a peu de temps encore.

On comprend que je dus aller timidement dans la première expérimentation de cette eau, à cause de l'incertitude qui règne encore sur les doses précises des sels d'arsenic qui se rencontrent dans la Dominique.

En effet, M. O. Henry dit, dans son rapport, que cette eau, pour être parfaitement connue dans sa composition chimique, réclamerait encore *quelques études nouvelles*. Il ajoute que dans un *premier essai*, il a trouvé 0,0031 *d'arsenic par litre*.

A raison même de ces aveux et de ces réserves, me méfiant de l'action délétère que pourrait avoir contracté ce liquide par les combinaisons nouvelles qui auraient pu s'effectuer dans son sein au moment où je le soumettais à la concentration par l'ébullition; je commençai par en ingérer un demi-flacon dont je ne ressentis aucun effet.

Fièvre intermittente d'Afrique avec intoxication paludéenne prononcée, rebelle à la quinine et à l'influence du pays natal.

Roche, soldat au 3ᵉ escadron du train des équipages, est âgé de vingt-trois ans.

Il était en garnison à Mostaganem, lorsqu'à la fin d'août 1861, il commença à avoir de légers accès de fièvre revenant tous les soirs. Il continua néanmoins son service sans se plaindre jusqu'au 28 septembre suivant.

Depuis quelques temps, les accès, la faiblesse qui en était la suite, allaient en augmentant de gravité, lorsque le 28 septembre Roche fut obligé de se faire porter à l'hôpital.

Du 28 septembre au 3 ou 4 octobre, Roche fut atteint de céphalalgie violente, de soif vive, de douleurs abdominales continues, peau brûlante. Cet état dura huit jours pendant lesquels de fortes doses de quinine furent administrées sans produire de résultat satisfaisant.

Au bout de huit jours, un amendement survint, pendant lequel le malade se crut guéri,
mais les mêmes accidents ne tardèrent pas à
reparaître et de nouvelles doses de quinine à
être administrées. Ce nouvel accès dura encore
sept ou huit jours, les douleurs abdominales
étaient moins fortes, dit le malade, mais la chaleur et la sueur duraient autant.

Le 25 novembre suivant, Roche est transféré
à Oran, là encore on administre la quinine qui
fut sans résultat d'abord, mais qui plus tard,
coupait, suspendait les accès.

Roche reste dans cette dernière ville jusqu'au
8 janvier 1862. Dans cet intervalle, les accès
continuèrent à venir irrégulièrement, mais au
lieu de durer plusieurs jours ils se terminaient,
au bout de quinze à vingt heures et étaient surtout marqués par les stades de chaleur et
sueur.

Le 8 janvier, Roche est embarqué et il arrive
à Marseille le 11 courant; de là il se rend à Villeneuve-de-Berg, son pays natal, et y arrive le
13 janvier 1862.

Quinze jours se passent dans ses foyers sans

accès ni ressentiment de fièvre d'aucune espèce. Les forces revenaient un peu, l'appétit était bon et les digestions se faisaient bien, lorsqu'à la fin janvier, un jour qu'il était sorti par un temps très froid, Roche éprouve un nouvel accès marqué par les trois stades de frisson, chaleur et sueur.

Le lendemain, nouvel accès à la même heure, il dure trois heures environ comme celui de la veille. Roche subit encore quelques accès chez lui (en tout cinq accès) et vient à Aubenas.

Le 3 février, au moment où je délivrais dans mon cabinet le billet d'admission de Roche à l'hôpital, ce militaire était en proie à un accès très violent, et arrivé à la porte de l'hôpital, il n'eut pas le courage de monter dans la salle où était son lit, il fut obligé de passer quelques heures chez le concierge.

Le 4, je revois Roche, son teint est profondément terreux; les muqueuses des lèvres, des gencives, des yeux sont pâles et décolorées. La faiblesse est extrême, le malade ne peut sortir du lit.

L'auscultation signale un bruit musical carotidien très manifeste.

La rate déborde de trois travers de doigt environ.

4 février. Voulant m'assurer si la fatigue du voyage (Villeneuve-de-Berg est distant de quinze kilomètres d'Aubenas) n'aurait pas provoqué un accès aussi fort que celui dont j'avais été le témoin la veille, je laisse Roche au lit sans traitement.

Vers les six heures du soir, l'accès revient le même que la veille ; il dure environ trois heures.

5 février. Pas de traitement, l'accès revient le même.

6 — Dans un demi-verre de tisane d'orge, Roche prend un demi-flacon de Dominique concentrée. L'accès revient le même à la même heure.

La moitié restante du flacon est prise, l'accès revient encore.

8 février. J'administre trois quarts du flacon ; l'accès revient à la même heure, mais il est moins fort.

9 février. Un flacon entier. Les accidents reviennent à l'heure accoutumée, mais ils paraissent sensiblement diminuer.

Ce jour-là, se montre une légère diarrhée séreuse à laquelle Roche est sujet. Je ne m'en occupe pas. Le malade continua son régime substantiel, viande et vin.

J'interroge très attentivement le malade pour connaître s'il n'a éprouvé aucune modification particulière de la Dominique ; il me répond invariablement qu'il ne s'en aperçoit pas. Il ne trouve rien de changé dans ses selles, ses urines, etc.; il lui reconnaît cet arrière-goût styptique que la tisane dans laquelle on la prend masque incomplètement.

L'appétit seul paraît augmenter. Roche nous dit à plusieurs reprises que cette eau le *creuse*.

10 février. Un flacon. La période de froid et de sueur ne paraît pas. La diarrhée a cessé.

11   —   Trois quarts de flacon; plus de frisson, ni chaleur, ni sueur. Les accès sont coupés.

12 février.   Un quart de flacon; l'appétit va
      très bien.

Depuis deux jours donc plus de ressentiment
de fièvre. Le 8 février, trois quarts de flacon
avaient rendu l'accès moins fort, et les flacons
des 9 et 10 suffisent pour le couper.

Aujourd'hui, la rate ne paraît plus déborder.
Le teint devient clair, les lèvres rosées.

A ce jour, cinq flacons ont été consommés.

13 février.   Roche se méfiant du remède, peut-
      être à cause du soin que j'apporte à
      surveiller son administration, me té-
      moigne le désir de le suspendre. Je
      le suspends.

14 —   Même état; pas de ressentiment
      de fièvre.

15 —   Roche s'est réveillé cette nuit en
      sueur. Craignant que ce ne soit un si-
      gne avant-coureur de la fièvre, il de-
      mande lui-même un demi-flacon et
      me promet de continuer ainsi une
      quinzaine de jours.

16 —   Même sueur dans la nuit. Je l'attri-
      bue à la faiblesse générale du malade.

16 février.   Roche prendra deux tiers de fla-
        cons, moitié le matin, moitié le soir.
17-18-19   Mêmes doses de la Dominique.

Amélioration croissante, les couleurs reviennent de plus en plus ; Roche se promène beaucoup, malgré une certaine faiblesse qu'il éprouve
aux jambes.

28. Tout bruit de souffle carotidien a disparu : la ration ordinaire est insuffisante.

Le traitement est fini, Roche demande à
rester encore quelques jours pour obtenir un
congé de convalescence.

Voilà donc des accès de fièvre intermittente
entretenue par une profonde infection paludéenne, enrayés, guéris par quatre ou cinq
flacons de Dominique concentrée. Car, si nous
avons continué à administrer cette eau plus
longtemps, c'est à titre de reconstituant, comme
l'on administrerait les ferrugineux.

Mettant tout commentaire de côté, nous constatons seulement que du 6 au 10 janvier, après
cinq flacons ingérés, les accès ont été complètement coupés.

Cette action aurait été peut-être plus frappante encore de promptitude, si, dès le premier jour, laissant notre timide prudence de côté, nous eussions fait prendre deux flacons à la fois.

Mars 30. Roche va bien, mange et dort bien. Il n'est pas survenu le moindre ressentiment.

Octobre 1862. La santé de Roche ne s'est pas démentie un seul instant.

OBSERVATION XI.

Fièvre d'Afrique rebelle à la quinine et à l'influence du pays natal ; cachexie prononcée.

Martin, soldat au 58ᵉ de ligne, est âgé de vingt-trois ans.

Le 15 août 1861, il contracte la fièvre intermittente à la Cale.

Les accès étaient marqués par les stades de chaleur et sueur, revenant à six heures du matin.

A l'hôpital de la Cale, il reste vingt-trois jours, jusqu'au 18 septembre. La quinine lui fut administrée, mais en vain.

Transporté à Bone, le 18 septembre, il continua à avoir ses accès. Ils duraient trois ou quatre jours.

Cet état se continua pendant vingt jours, jusqu'au commencement d'octobre, époque où les médecins, sans doute de guerre lasse, l'envoient dans ses foyers, à Burzet (Ardèche).

En rentrant chez lui, Martin voit sa fièvre disparaître spontanément. Quelque temps après et sans cause connue, elle reparait, mais avec ses trois stades. Enfin, elle disparaît encore une fois, spontanément.

Martin était faible, il est vrai ; il se croyait néanmoins guéri. Les digestions étaient bonnes, et l'appétit satisfaisant.

Tout à coup, le 20 janvier 1862, les accès avec leurs trois stades reparaissent et se renouvellent tous les jours à six heures du matin.

La fièvre dure ainsi jusqu'au jour où nous le voyons pour la première fois, le 13 février.

Le matin encore, le malade a eu un violent accès. Martin frappe par son teint terreux ; la bouffissure de la face, les muqueuses sont très décolorées.

L'abdomen est développé ; la rate déborde d'au moins quatre travers de doigt la dernière côte, elle dépasse le nombril. Je la limite à la simple palpation avec le nitrate d'argent.

La région épi et rétro-splénique est douloureuse. Le malade attribue cette douleur aux cahotements du cheval. Il a fait, en effet, la veille, trente kilomètres à cheval pour venir de Burzet à Aubenas.

Le bruit de souffle carotidien est tellement manifeste qu'il paraît se passer dans l'oreille.

L'épigastre est très sensible, il semble qu'on y touche un corps dur comme le foie.

Un cordon passant par le milieu de l'espace compris entre le nombril et le creux épigastrique mesure quatre-vingt-neuf centimètres.

Martin ne peut plus boutonner ni gilet, ni pantalon, œdème léger autour des malléoles.

L'appétit est presque nul.

Entré le 13 février au soir à l'hôpital d'Aubenas.

14 février. Le matin à six heures, accès de trois ou quatre heures de durée.

14 février.   Martin prend un demi-flacon dans l'après-midi.

15   —   Accès *ut suprà* et à la même heure, demi-flacon le soir.

16   —   L'accès est revenu un peu plus tôt. La rate me paraît diminuer en tous sens. Appétit meilleur, un flacon et demi.

17   —   L'accès revient le même que la veille. A prendre : deux flacons.

18   —   Les deux flacons ont produit leur effet : il n'y a eu le matin qu'un ressentiment qui ne compte pas, dit le malade, il a été marqué par un très léger frisson à six heures du matin, sans accompagnement de chaleur ni sueur.

19   —   Ressentiment imperceptible. Prendre un seul flacon.

20   —   Plus de ressentiment. A prendre un flacon par jour.

21-22   —   La rate est encore sensiblement développée. La région splénique encore un peu douloureuse.

24 février. Bruit de souffle complètement mo-
    difié, presque insensible.

L'appétit est excellent. L'empâtement abdominal persiste encore, mais il n'y a plus de trace
de ressentiment de fièvre. Le pantalon et le
gilet ne boutonnent pas encore aisément.

La bouffissure et la décoloration générale
persistent. Les digestions sont fort bonnes. Le
malade accuse une amélioration continue. Il
peut maintenant sortir du lit et marcher dans
la salle, sans trop de fatigue, ce qu'il n'avait pas
fait jusqu'à ce jour.

25-26-27-28 février. Un flacon par jour en-
    core.

1er mars. Du 28 février au 4 mars, mes provi-
    sions de Dominique concentrée étant
    épuisées, je fais prendre à Martin quel-
    ques verres de cette fontaine; mais il
    faut regarder comme terminé le traite-
    ment au 27 février; car la pluie qui
    règne depuis longtemps et qui a aug-
    menté considérablement le débit de la
    Dominique, ne permet d'administrer

23

qu'une eau très étendue et presque nullement chargée en principes actifs.

2 mars. La coloration revient partout. L'abdomen a beaucoup diminué. Ainsi, la
mensuration nous donne soixante-dix-
huit centimètres, alors qu'elle nous
avait donné quatre-vingt-neuf centimètres à l'entrée.

Martin boit sa ration de vin volontiers; il
mange bien et passe d'excellentes nuits. Il se
promène toute la journée, sans éprouver de fatigue.

Ausculté avec beaucoup de soin, il ne laisse
percevoir aucun bruit carotidien.

Le gilet et le pantalon boutonnent aisément.

La rate est rentrée sous les côtes.

L'hypocondre gauche malaxé en tous sens
ne fait éprouver aucune douleur.

Ainsi, cinq flacons ont suspendu les accès.
Or, cinq flacons représentent quinze litres environ de Dominique naturelle et en arsenic
0,0465, si les chiffres de M. O. Henry sont
exacts, différence énorme avec les chiffres de

M. Boudin, qui débute par vingt-cinq milligrammes.

Octobre 1862.   La santé de Martin ne s'est
pas démentie un seul instant.

Je n'ai rien à ajouter à ces deux observations qui prouvent que la fièvre intermittente
en action, si je puis ainsi dire, et la fièvre
intermittente de la pire espèce, la fièvre d'A-
frique qui a profondément infecté l'économie,
qui a résisté à la quinine longtemps prolongée,
à l'influence du pays natal, à notre pays mon-
tagneux toujours exempt d'accès périodiques
spontanés, est guérie radicalement par l'eau
concentrée de la Dominique.

J'ai résolu de donner indistinctement, dans
ce travail, la relation de tous les faits qui se
sont présentés à mon observation, jusqu'à ce
jour, afin que l'on puisse juger plus facilement
de ce que l'on peut attendre de l'eau concentrée de la Dominique.

C'est pour me conformer à ce dessein que je
publie l'observation suivante, et d'autres qui
viendront plus tard.

OBSERVATION XII.

Fièvre intermittente quotidienne ayant résisté pendant dix-huit mois à tout traitement.

Jean Lafont, âgé de vingt ans, tempérament lymphatique nerveux, constitution bonne, propriétaire-agriculteur, résidant à Langlade (Gard).

Arrivé à Vals le 8 juillet 1862, le malade nous raconte qu'il y a dix-huit mois, en revenant d'une localité voisine réputée comme la plus fiévreuse de la contrée, il fut pris d'une fièvre intense, état que le malade caractérise du nom de *pleurésie*. Il exista, en effet, dès le début, un violent point de côté; cet état dura de cinq à six jours. A cette date, survint une chaleur particulière, s'irradiant le long du dos, vers la tête et durant toute la nuit. A ces divers symptômes se joignaient du délire, congestion céphalique et surtout perte complète de la mémoire pendant la durée de l'accès. Cette chaleur fut remplacée par de la sueur. Depuis ce jour, tous les soirs vers les neuf heures, les mêmes accidents se sont montrés et ont duré jusqu'au matin vers les six heures.

L'état général du malade est satisfaisant. Son teint est légèrement terreux, comme l'est d'ailleurs celui de bien des habitants du Midi. Lafont a eu le soin de suivre un régime très substantiel.

La rate paraît déborder de deux travers de doigt; elle est douloureuse à la pression. Au moment des accès, il existe une très notable tension de cette région.

La quinine fut, dès le début, administrée à haute dose, toutefois, elle fut précédée par un éméto-cathartique.

Les préparations de quinine, de quinquina sous les formes les plus variées, furent continuées longtemps, mais sans le moindre amendement, sans la moindre modification dans l'heure des accès ni dans leur durée.

Après bien des traitements pris et repris, Lafont essaya de tous les remèdes qu'on lui indiqua. Le jus de deux citrons avec une forte dose de quinine parut déterminer une violente in-

flammation de la muqueuse buccale et gastrique; mais il resta également sans effet sur la
fièvre.

Le remède d'un pharmacien de Nîmes, remède dont deux cuillerées à peine, ont, paraît-il,
la propriété de couper toutes sortes d'accès, fut
essayé vainement.

Une fois cependant, dans cette période de
dix-huit mois, les accès furent coupés pendant
huit jours, mais ils revinrent au bout de ce
temps avec la même intensité.

Enfin, après bien des essais infructueux, Lafont, désespérant de se débarrasser de cette
fièvre, vint à Vals sur l'avis de deux médecins
distingués de Nîmes.

9 juillet
1862.

A deux heures et à quatre heures
du soir, Lafont boit un demi-flacon
chaque fois.

L'accès revient encore à neuf heu-
du soir, mais il ne dure que jusqu'à
trois heures du matin, alors que les
accès précédents duraient jusqu'à
six heures.

10 juillet.   De six heures à huit heures du matin, un flacon ; de huit heures à neuf
heures du matin, je fais prendre, en
outre, deux verres de Dominique
naturelle.

Un accès avec chaleur aux reins,
pandiculations, baillements, survient à neuf heures du matin. L'accès a donc avancé de douze heures.
Il est bien moins fort que les précédents et dure jusqu'à quatre heures
du soir.

De quatre heures à huit heures du
soir, nouveau flacon, à neuf heures
du soir, l'accès revient encore jusqu'à trois heures du matin.

11   —   Deux flacons.

A neuf heures du matin, l'accès
revient, il dure jusqu'à onze heures ;
à midi, Lafont dîne de fort bon appétit ; à trois heures du soir, l'accès
revient très fort jusqu'à six heures
du soir. A neuf heures un ressentiment léger mais très bien marqué
se manifeste.

12 juillet. De cinq heures du matin à sept heures du matin, deux flacons, un troisième dans la journée.

A neuf heures du matin, très léger accès précédé de baillement. A quatre heures encore un accès plus fort.

A neuf heures ressentiment insignifiant.

13 — Le malade se croit guéri, il n'a aucune espèce de ressentiment jusqu'à deux heures du soir; mais à cette heure-là, accès jusqu'à quatre heures; puis à huit heures du soir, grand accès jusqu'à deux heures du matin.

A prendre un flacon, diète malgré le vif appétit.

14 — Pas d'accès, léger ressentiment à neuf heures du soir, diète.

15 — A neuf heures du soir, simple ressentiment de cinq minutes.

A prendre un flacon.

16 — Pas d'accès, pas de baillements,

16 juillet. pas de pandiculations. A prendre un flacon.

A neuf heures du soir, ressentiment de cinq minutes à l'oreille. L'oreille gauche devient, en effet, très rouge; elle est le siége de fourmillement.

17 — A quatre heures et à neuf heures du soir, l'oreille devient encore rouge, tout cela est insignifiant.

18 — Pas d'accès.

A prendre un flacon.

19 — Pas d'accès.

Je fais boire quatre verrées de Dominique naturelle.

20 — Pas d'accès. Depuis deux jours le malade remarque un peu de sueur au cou tous les matins; mais la température est si élevée qu'elle peut bien produire ce phénomène à elle seule.

A prendre six verrées de Dominique à la source.

21 — Six verrées de Domique natu-

21 juillet. relle. A neuf heures du soir, un accès très fort, aussi fort qu'aucun autre accès précédent, paraît et dure toute la nuit.

22 — Accès *ut suprà*. Je suspends la Dominique. A prendre, sulfate de quinine un gramme en deux prises.

23 — La quinine n'a rien produit. L'accès est revenu identique à celui de la veille.

A prendre trois flacons, plus quatre verrées de Dominique naturelle.

24 — L'accès est infiniment moins fort.

25 — Trois flacons. Léger accès le soir.

Le malade part ennuyé d'un traitement sans issue.

17 septembre. Le malade nous écrit qu'à son retour de Vals il est resté neuf ou dix jours sans accès, puis sont venus deux petits accès, et maintenant, 17 septembre, ils continuent comme avant son départ pour Vals. Il nous écrit, dans la même lettre, qu'après s'être reposé une vingtaine de jours,

17 sept.   il a pris *trois* bouteilles du pharmacien de Nîmes sans résultat, tandis
qu'une demi-bouteille guérit ordinairement toute espèce de fièvre intermittente.

L'observation de Lafont, quoiqu'elle ne soit
point un exemple de guérison, donne lieu cependant à un certain nombre de déductions
naturelles qui peuvent éclairer sur la valeur
thérapeutique de l'eau concentrée de la Dominique.

C'est ainsi que nous voyons à la première administration d'un flacon représentant trois litres d'eau minérale, l'accès perdre de sa durée
(n'oublions pas que les plus fortes doses de
quinine n'avaient pu réussir à produire cet
effet).

Le deuxième jour, l'accès avance de douze
heures, accès à neuf heures du matin, accès à
neuf heures du soir, n'est-ce pas là une perturbation souvent remarquée lorsque l'on administre la quinine dans les fièvres intermittentes?

Le troisième jour, la perturbation est encore

plus grande. Il se manifeste trois accès. Il n'a pas fallu quatre flacons pour produire ce résultat.

Le quatrième jour. Nous voyons trois flacons ne déterminer aucun effet appréciable sur les voies digestives.

C'est, du reste, une observation qui s'applique à tous les malades sur lesquels j'ai expérimenté ; quelle qu'ait été la dose de Dominique concentrée, je n'ai pu jamais saisir la moindre influence sur les organes digestifs ni autres.

Les accès, à partir du quatrième jour, commencent à être bien moindres, tandis que les précédents étaient plus forts que ceux qu'il éprouvait à domicile.

Le cinquième jour. Point d'accès le matin, deux dans l'après-midi.

Ce soir-là, voulant essayer si la forte quantité d'aliments substantiels qu'ingérait le malade dans l'intervalle de ses accès, ne contribuait pas à entretenir la fièvre, je le mets à la diète, je diminue également la quantité du remède que je réduis à un flacon.

Le sixième jour, pas d'accès. Très léger ressentiment, à neuf heures du soir, continuation de la diète.

Voilà donc le résultat de cette perturbation dans l'heure et l'intensité des accès des jours précédents. Pareil résultat n'avait pu être obtenu depuis dix-huit mois, malgré les doses énormes et variées de quinine et de quinquina que plusieurs médecins recommandables avaient administrées.

Le septième jour, Lafont éprouve, dit-il, un certain ressentiment indéfinissable qui ne dure pas cinq minutes.

Le huitième jour, ni accès, ni ressentiment. Depuis dix-huit mois, le malade n'a pas eu la meilleure journée. Cependant, à neuf heures du soir, l'oreille gauche est le siége de rougeur pendant cinq minutes.

Le neuvième jour, l'oreille rougit à quatre heures et à neuf heures, c'est tout l'accès.

Le dixième jour, pas d'accès. Je donne un flacon, il ne survient pas de rougeur.

Le onzième jour se passe également. Dominique naturelle.

Le douzième jour, idem. Voilà donc trois jours complets sans traces de fièvre.

Comptant être maître du mal, je mets le malade à l'usage de la Dominique naturelle, dans le but de consolider la guérison : six verrées par jour.

Le treizième jour, au moment où je devais le moins m'attendre à l'apparition d'un nouvel accès, il en survient un très violent à neuf heures du soir et dure toute la nuit.

Ce retour inopiné d'accès d'autant plus forts qu'on les a suspendus plus longtemps, rappelle ces retours foudroyants d'accès qui se manifestent dans l'épilepsie, cette autre névrose, quand on les a suspendus aussi pendant quelque temps. Ne dirait-on pas que cette suspension n'est qu'une trève pendant laquelle la maladie fait provision de forces, et que pour la guérir radicalement, il faut, une bonne fois, extirper jusqu'à la dernière racine du mal.

Le quatorzième jour, accès *ut suprà*.

Abandonnant alors la Dominique j'administre un gramme de quinine en deux prises.

Le quinzième jour, effet de la quinine nul, accès *ut suprà*.

Le seizième jour, j'administre trois flacons et quatre verres de Dominique naturelle.

L'accès revient, mais il est infiniment moins fort.

. Le dix-septième jour trois flacons.

Le soir, très léger accès.

Ce jour-là, le malade part ennuyé d'un traitement sans issue, moi-même n'osant plus lui conseiller une persistance plus prolongée.

A dater de ce jour, jusqu'au 11 août, le malade consomme trois ou quatre flacons chez lui et n'a plus le moindre accès. Depuis cette dernière date, les accès reviennent comme je l'ai dit plus haut.

Nous devons faire remarquer encore cette action marquée de la Dominique concentrée sur l'intensité de l'accès du 23 et jours suivants, alors que la quinine du 22 n'avait rien produit.

Ces diverses réflexions, ces diverses phases par lesquelles cette fièvre tenace a passé, doivent tendre, ce me semble, à faire regarder comme véritable spécifique le nouvel agent qui a produit toutes les variations que j'indique.

Quoiqu'il soit peu scientifique de tirer des conclusions après coup, je reste convaincu que la guérison radicale de cette fièvre aurait suivi l'administration de la Dominique concentrée, si les 19, 20, 21 je n'avais pas complètement suspendu les flacons, et en dernier lieu, si le malade avait été disposé à en continuer l'usage ici ou chez lui.

Le fait dominant, c'est que l'administration de nos flacons a influencé toujours, et d'une façon évidente, la marche, l'intensité, la régularité de la fièvre, tandis que la quinine demeurait et était toujours demeurée sans résultat.

Ajoutons, par anticipation, qu'aucune de nos observations ne concerne des sujets faiblement atteints. Les cas que nous citons sont tous choisis parmi les plus réfractaires. Nous avons dit plus haut, en effet, pourquoi les cas simples ne peuvent se présenter à nous.

OBSERVATION XIII.

Fièvre intermittente d'Afrique, récidivée. — Dominique concentrée et quinine.

Chevallier, soldat au 3ᵉ de ligne, né à Chirol, canton de Thueyts (Ardèche).

En août 1861, il contracte la fièvre intermittente tierce à Aumale, reste vingt-six jours à
l'hôpital d'Alger, prend en tout treize grammes
de quinine et repart guéri pour Aumale.

Le 19 novembre suivant, il rentre à l'hôpital
d'Aumale pour une broncho-pneumonie à laquelle succèdent des symptômes de bronchite
chronique pour la guérison desquels un congé
de convalescence de quatre mois est accordé.

Sorti le 10 janvier 1852 de l'hôpital, Chevallier arrive le 30 à Marseille.

Du 1ᵉʳ mars au 5 avril, la santé était parfaite,
il n'existait plus de toux, plus d'expectoration.
L'appétit était satisfaisant.

5 avril 1862.	Au sortir de la messe, à une heure environ après midi, Chevallier est pris d'un accès de fièvre marqué par un violent frisson seulement.
7 —	A deux heures après midi, deuxiè-me accès, mais celui-ci paraît avec ses trois stades de frisson, chaleur et sueur.

24

7 mai.   Les accès se succédèrent ainsi jusqu'au mois de mai où pendant dix
jours ils devinrent quotidiens, pour
revenir plus tard de type tierce et ne
plus le quitter.

24   —   Chevallier entre à l'hôpital d'Aubenas. Ce jour-là il a un accès à trois
heures du matin : pas de traitement.
Chevallier a la face pâle, terreuse,
conjonctives palpébrales exsangues,
lèvres décolorées, essoufflement par
la moindre fatigue corporelle. Bruit
de souffle aux deux carotides. La
rate me paraît peu développée.

25   —   Chevallier, que j'ai à dessein laissé
sans traitement, est repris par son
accès à six heures du soir. Cet accès
a donc devancé de neuf heures.

26   —   La journée se passe sans particularité, dans l'intervalle des accès
l'appétit est très bon.

27   —   Dans la matinée, Chevallier boit un
flacon (trois litres concentrés) à trois
heures du soir, l'accès revient comme

27 mai. précédemment. Cet accès a donc encore devancé, mais de trois heures seulement.

28 » Demi-flacon le matin, plus un flacon le soir.

La journée se passe apyrétique comme l'on s'y attend.

29 — Demi-flacon dans la matinée.

La fièvre revient à une heure. Elle a donc avancé de deux heures sur l'accès passé.

Chevallier reconnaît que l'accès est bien moins fort. Les trois stades sont moins fatigants, quoique leur succession ait lieu de la même façon.

Un flacon et demi après l'accès.

30 — Jour apyrétique.

Deux flacons dans la journée : un le matin, l'autre le soir. Chevallier, comme tous les autres, n'éprouve aucun effet apparent de l'ingestion de la Dominique. Je ne vois, malgré la plus minutieuse attention, aucune modification appréciable.

30 mai. Ainsi, au 30 au soir, Chevallier a pris six flacons et demi représentant cinquante-cinq milligrammes d'arsenic environ.

31 — Un flacon.

La fièvre revient à onze heures, elle a donc avancé de deux heures. Cet accès est presque insignifiant. Chevallier prétend que la fièvre n'est pas revenue, il ne s'est pas couché. Cependant il y a eu un malaise de une heure de durée, mais sans stades marqués. Les accès précédents duraient de cinq à six heures.

1er juin. Ma provision de Dominique est épuisée : les pluies qui règnent, depuis quelque temps, ont considérablement étendu l'eau de cette source. En ce moment elle n'est pas même acide.

2 — La fièvre revient à neuf heures. L'accès est fort, comme les premiers. Les trois stades sont revenus avec intensité.

Les accès qui avaient été arrêtés

2 juin. deux jours auparavant, reviennent donc aujourd'hui, de toute pièce, parce que le remède a été suspendu un seul jour.

A en juger par les faits précédents, il est certain qu'une nouvelle dose administrée le 1er juin, continuée le 2, aurait définitivement guéri la fièvre.

L'exemple de Chevallier tendrait à prouver, jusqu'à un certain point, la spécificité du médicament qui doit être élevée jusqu'à un certain niveau, pour avoir son efficacité radicale.

Cependant l'eau concentrée, administrée jusqu'à ce jour, est-elle complètement perdue pour le malade, l'organisme a-t-il perdu tout le bénéfice de cet agent? je ne le pense pas. Voici en effet, ce qui s'est passé.

Me trouvant, comme je viens de le dire, dépourvu de Dominique pure.

3 — J'administre cinquante centigrammes de sulfate de quinine, le soir.

4 — Nouvelle dose de cinquante centigrammes à cinq heures du matin.

4 juin. Ce jour-là, jour où devait revenir l'accès, il n'y a qu'un léger ressentiment à sept heures du matin, ressentiment identique à celui du 31 mai.

Je suspends tout traitement.

6 — Point de ressentiment. Les jours suivants, apyrexie complète.

2 juillet. Chevallier est très bien portant, il n'a pas éprouvé le moindre retour de fièvre.

Un seul gramme de quinine a-t-il suffi à déterminer tout le résultat que nous constatons? L'honneur de cette guérison, l'honneur exclusif doit-il être attribué à la quinine? La Dominique antérieurement prise, est-elle insignifiante?

Cet exemple pourra servir à apprécier ultérieurement le mode d'action du nouveau médicament.

L'observation qui va suivre présente aussi un fait analogue. Ces deux faits prouvent au moins que Dominique et quinine, successivement employées, ne s'excluent pas et peuvent même donner de bons résultats.

Fièvre intermittente d'Afrique. — Dominique concentrée et quinine.

M. de D., âgé de quarante-cinq ans, d'un tempérament lymphatique sanguin, d'une constitution forte, passe, chaque année, une partie de l'automne en Afrique, où il possède un vaste domaine.

En 1861, fin novembre, se manifestèrent des accès irréguliers de fièvre intermittente.

Le malade fut atteint d'abord d'entérite avec diarrhée, douleur et prostration générale. Les médecins de la localité attribuèrent ces symptômes à l'influence paludéenne.

Les premiers accès duraient longtemps, celui du début dura huit jours.

Les accès, l'invasion des accès fut toujours accompagnée de vomissements.

Le malade, après s'être administré de la quinine, pendant trente ou quarante fois, sans quitter les lieux, vit les accès cesser le 25 février suivant.

Le 5 mars 1862, il s'embarqua pour la France, et vint résider dans sa campagne, département de la Côte-d'Or.

La santé générale était bonne, lorsqu'à la fin mai 1862, notre malade est pris d'une fièvre intermittente tierce.

Après six accès, le tannate de quinine guérit cette fièvre.

Toute espèce d'accès avait disparu, lorsque M. de B. prend, pendant quelque temps, des préparations d'arsenic. Sous leur influence, il gagne des couleurs, de l'énergie, de la force.

Jusqu'au 27 juin, tout allait fort bien ; mais ce jour-là, le malade ayant déjà éprouvé la veille un malaise qu'il attribuait, avec raison, au retour de la fièvre, vint à Vals pour y boire l'eau de la Dominique.

27 juin. A huit heures du matin, le malade

27 juin. ayant déjà ingéré trois verrées de Dominique à la source, est pris de vomissements bilieux, de frissons bientôt remplacés par une chaleur âcre, puis par de la sueur jusque vers les sept heures du soir.

L'accès dura donc de dix à douze heures.

28 — Redoutant un nouvel accès pour le 29, le malade prend deux flacons dans la journée. De ce jour là, rien de particulier.

29 — Un flacon à six heures du matin.

L'accès revient à huit heures précises ; il est accompagné des mêmes symptômes que le précédent. Cependant, à une heure il était complètement terminé, tandis que celui du 27 avait duré jusqu'à sept heures du soir.

30 — Apyrexie. Le malade prend deux flacons et demi.

Interrogé par nous avec beaucoup de soin, sur l'effet appréciable que produisent les flacons, le malade qui est

30 juin. fort intelligent, nous répond qu'il ne saurait préciser un effet, qu'il lui semble cependant que les flacons après leur ingestion, lui développent, lui dilatent le thorax, et constate aucune modification sur l'estomac ou le tube digestif.

1er juillet. Vers les huit heures, heure accoutumée de l'accès, le malade éprouve quelque chose de peu caractérisé ; bouffées de chaleur, malaise général qu'il rapporte évidemment à sa fièvre. Il n'en va pas moins dîner en ville à quatre heures du soir.

2 — Etat parfait ; deux flacons.

3 — A l'heure présumée de l'accès, rien de particulier ne se manifeste.

Vers les cinq ou six heures du soir, une légère colique se fait sentir, le malade l'attribue à sa fièvre.

4 — Le malade se croit guéri ; il ne veut prendre qu'un demi-flacon, il ajoute trois verrées de Dominique naturelle.

5 juillet. Après trois verrées de Dominique, il se manifeste encore une légère colique avec évacuation diarrhéique.

A ce jour-là, je perds le malade de vue, il prend congé de moi, en m'annonçant son départ ; il se croit guéri, et je dois avouer que je partageais sa croyance ; je l'ai dit déjà, M. de B. est très intelligent, il s'est beaucoup étudié, et il me déclare que jamais il n'a été si promptement guéri.

18 — Je croyais mon malade dans le département de la Côte-d'Or, tandis qu'il n'avait pas quitté l'Ardèche. Depuis que je l'avais perdu de vue, il avait pris fort irrégulièrement quelques verrées de Dominique naturelle, mais sans suivre aucune espèce de régime.

Je suis donc appelé près de lui le 18 ; les trois derniers jours ont été marqués par trois petits ressentiments sans vomissements, mais avec fatigue générale. Je prescris un flacon pour le lendemain 19.

19 juillet. Le flacon venait à peine d'être ingéré qu'un accès très fort se déclare. Délire pendant quatre ou cinq heures. Prostration très prononcée, les trois stades sont très marqués.

En présence d'accidents aussi sérieux, je fis administrer au déclin de l'accès, un gramme de quinine, parce que sa vertu m'est connue de plus vieille date que celle de la Dominique concentrée.

20 — Le malade est brisé.

21 — Il part pour son département.

27 septembre 1862. Le malade revient dans l'Ardèche, frais et vermeil.

Depuis le 19 juillet, il n'a plus rien éprouvé, il part pour l'Afrique.

Cette observation peut être rapprochée de celle de Chevallier (observ. xiii) à un certain point de vue : nous voyons chez tous les deux, un usage insuffisant de la Dominique, ne couper l'accès que pour quelques temps ; puis, l'accès revenir au summum et un seul gramme de quinine le faire disparaître pour toujours.

Il est regrettable que les exigences de la pratique civile ne m'aient pas permis de suivre cette observation, ou du moins de faire suivre le traitement tel que je l'aurais voulu. Il est probable que cette fièvre ne serait point revenue.

Néanmoins, je répéterai la réflexion faite plus haut à propos de Chevallier : peut-on avec justice faire à un gramme de quinine l'honneur de la guérison d'une fièvre aussi tenace ?

Quoi qu'il en soit, ces deux observations dernières porteraient à penser que ces deux médicaments, quinine et Dominique combinés, associés entre eux ou donnés successivement, sont capables de bons résultats.

Les flacons avec l'excès d'acide qui domine, dissoudraient autant qu'on voudrait de quinine.

J'avance cette assertion sans lui donner une valeur que je ne puis lui croire positivement, car, sur trois cas dans lesquels j'ai employé un gramme de quinine, concurremment à la Dominique cencentrée, deux cas ont réussi, un cas a été réfractaire, celui de Lafont.

OBSERVATION XV.

Fièvre intermittente tierce de Chine, rebelle à la quinine, au pays natal, guérie par la Dominique concentrée.

Cardinal, soldat au 101ᵉ, contracte la fièvre intermittente tierce en Chine, y est traité en vain, puis renvoyé en congé de convalescence dans ses foyers, au bout de dix mois.

Je suis consulté après huit mois de séjour dans son pays natal. Cardinal est donc en puissance de fièvre depuis dix-huit mois révolus. Il a bien des fois suspendu les accès par la quinine, mais ceux-ci reparaissent sans cesse, au bout de sept à huit jours, et durent jusqu'à ce que de nouvelles doses de quinine les repoussent encore.

L'état général de Cardinal est celui d'un homme usé par la maladie ; faiblesse générale, teint terreux, sueur au moindre exercice, etc.

Je lui prescris de prendre dix flacons en se

conformant aux instructions que je lui donne et je le perds de vue (il habite la campagne).

Les flacons sont religieusement pris et la fièvre est anéantie.

Je revois, en effet, Cardinal deux mois après. A voir son teint fleuri, sa démarche, ses mouvements plus assurés, on devine qu'il est radicalement guéri. Il me raconte qu'après le cinquième flacon ses accès n'ont pas reparu, qu'il a bu les cinq derniers pour obéir à mes vives instances, et que maintenant il est est sûr d'être très bien guéri, parce que sa fièvre n'était jamais restée quinze jours sans se montrer, et que lui-même ne s'était jamais trouvé aussi fort, aussi vigoureux.

Je laisse, dans les deux observations qui vont suivre, la parole à deux médecins que je ne connais que par leur réputation de savoir et d'honorabilité.

OBSERVATION XVI.

.... «En résumé, voici l'observation succinte : Mme, âgée de plus de soixante-dix ans,

« atteinte de fièvre intermittente à type tantôt
« quodidien, tantôt tierce, les accès accompa-
« gnés de violentes douleurs de tête sur divers
« points. Les accès ont commencé les pre-
« miers jours de mai, ont été combattus dans
« le principe par les évacuants purgatifs. La
« quinine a été employée en pilules associée
« à l'extrait de jusquiame, en lavements et en
« frictions. La fièvre a été coupée, mais elle
« est revenue huit jours, douze, quinze jours
« après, avec des types tantôt quotidien, tan-
« tôt tierce. En dernier lieu, la quinine n'a
« plus coupé les accès et fatigue extrêmement
« la malade, cessation de tout médicament, ré-
« gime lacté et adoucissant. La fièvre a dis-
« paru pour quelques jours seulement et reparu
« sous le type quotidien.

« C'est alors, vers le 20 septembre, que l'eau
« de la Dominique a été administrée, un demi-
« flacon par jour. Les accès ont alors com-
« mencé à décroître et ont entièrement cessé
« après le neuvième flacon. La malade se trou-
« vant bien, n'a plus voulu en prendre ; il nous
« en reste donc trois en réserve en cas de quel-

« que récidive; mais j'ai le ferme espoir que
« nous n'en aurons pas.

« Voilà, Monsieur et honoré confrère, le fait
« rappelé très succinctement, mais très fidèle-
« ment. La personne dont il s'agit est ma belle-
« sœur, c'est vous dire que j'ai eu tout intérêt
« à bien observer. Pour moi, je suis convaincu
« que c'est à l'eau de la Dominique que nous
« devons rapporter cette guérison. »
Tout commentaire serait superflu.

OBSERVATION XVII.

« Le pays que j'habite, je crois vous l'avoir
« dit dans ma lettre de l'été dernier, autre-
« fois très fiévreux, s'est assaini depuis que
« les travaux de dessèchement ont été faits
« sur les bords de la Durance, entre Cavaillon
« et cette rivière. Néanmoins, les fièvres qui,
« il y a quinze ou vingt ans, étaient ici en
« permanence et en très grand nombre, sont
« assez rares à l'état de fièvres simples. Ce sont
« plutôt des névralgies diverses ou de l'inter-

« mittence venant compliquer, à de certaines
« époques, presque toutes les maladies inter-
« currentes. Ceci dit, voici le fait :

« Mme S., âgée de trente ans, mère de deux
« garçons, d'un tempérament très nerveux, était
« affectée, depuis trois ans environ, d'accès
« intermittents se traduisant le plus souvent
« sous la forme de violentes névralgies. Ces
« névralgies ont varié de siége et de type,
« tantôt tierces, tantôt quotidiennes, elles ont
« occupé successivement presque toutes les
« régions de la tête, la région précordiale et
« la région épigastrique.

« La quinine qu'un mari pharmacien ne
« lui épargnait pas, a toujours dissipé momen-
« tanément l'accès, mais le plus souvent sur-
« rexcitée outre mesure par ce puissant spéci-
« fique, elle se refusait à prendre ce remède
« qui la *mettait dans un état pire que le mal*
« ce sont ses expressions), et si, cédant aux
« sollicitations, elle a quelquefois persisté
« plusieurs jours de suite, des accidents ner-
« veux divers forçaient d'en suspendre l'emploi
« quelle qu'en fut la dose. »

« Des troubles digestifs fréquents, une dys-
« pepsie persistante avaient produit insensi-
« blement une maigreur considérable. Ajoutez
« à celle des crampes, des palpitations, des
« douleurs hystériques, de l'anémie, etc....., en
« un mot, tout ce que peut amener une nutri-
« tion insuffisante, et vous aurez une idée de
« l'état de langueur et de faiblesse auquel
« était réduite Mme S. Quelques courts inter-
« valles de repos suffisaient à peine pour sou-
« tenir cette existence pénible et si, une fois
« ou deux, dans cette période de trois ans,
« un repos assez long a pu faire espérer une
« guérison; la cause la plus insignifiante, le
« plus petit trouble digestif ramenait la souf-
« france, en même temps que le décourage-
« ment et le dégoût pour toute médication.

« Telle était la position digne d'intérêt de
« cette mère de famille, quand au mois d'août
« dernier, je fus appelé à lui donner des soins
« pendant l'absence de mon confrère et ami,
« le docteur ***, oncle de la malade qui, par-
« tant pour Vichy, m'avait confié le soin de sa
« clientèle.

« Je n'ignorais pas que bien des médica-
« tions avaient été essayées sans résultat du-
« rable : au sulfate ou valérianate de quinine,
« au quinquina en poudre, au sirop ou vin de
« quinquina, on avait inutilement tenté d'allier
« les ferrugineux, le paullinia, les frictions té-
« rébenthinées sur la colonne vertébrale, etc.,
« n'avaient pas eu plus de succès. (L'acide
« arsénieux n'a jamais pu lui être administré,
« elle s'y est toujours refusée). Que me restait-
« il à faire? L'unique moyen restant était d'en-
« voyer la malade dans une station minérale,
« à Vals, pensions-nous, afin d'y jouir des
« effets curatifs des eaux, en même temps que
« d'un changement de milieu. Là encore, des
« raisons de position sociale empêchaient ce
« déplacement.

« Vivement préoccupé de tout cela, votre
« lettre nous tira d'embarras. Ce ne fut pas
« sans impatience même pour nous, comme
« pour le malade, que nous attendîmes le re-
« tour du docteur *** qui approuva notre
« idée d'essayer les eaux de la source Domi-
« nique.

« Le traitement a commencé les derniers
« jours du mois d'août et a continué sans in-
« terruption tout le mois de septembre. Le pre-
« mier jour, la malade a bu en trois fois un
« flacon de Dominique concentrée, les jours
« suivants quatre verres d'eau non concentrée.
« Elle a absorbé en tout vingt bouteilles d'eau
« naturelle et quatre flacons concentrés (ces
« derniers ont été bus pendant un séjour à la
« campagne, comme plus faciles à transporter).

« Depuis le premier jour du traitement au-
« cun accès, aucune névralgie ne s'est fait sen-
« tir. Neuf mois se sont écoulés et la guérison
« se maintient, un parfait état de santé est venu
« faire mentir nos appréhensions. Un embon-
« point inattendu et un bien-être incontesté
« éloignent tous les jours davantage le souve-
« nir de tant de souffrances.

« Je dois ajouter cependant, pour être vrai,
« que l'état nerveux de Mme S... n'a pas subi de
« modification bien sensible. La moindre im-
« pression produit comme par le passé des ma-
« laises indéfinissables, même des douleurs
« surtout précordiales, mais toujours fugaces,

« jamais de longue durée ou intermittentes
« comme avant le traitement par la source Do-
« minique.

« Ce fait, dont j'ai supprimé beaucoup de
« détails, est selon moi un des plus concluants
« sur la valeur antipériodique de la source
« Dominique. Aussi, pour en augmenter encore
« la portée, ai-je attendu d'avoir traversé l'au-
« tomne et le printemps (ils ont été pluvieux
« plus que jamais dans nos contrées), assuré
« que nous devions être d'une récidive, si la
« maladie était encore latente. Plusieurs fois en
« novembre, plus tard en février et mars, j'ai
« engagé Mme S... à prendre une ou deux bou-
« teilles de Dominique, seulement à titre pré-
« ventif, se trouvant parfaitement bien, elle s'y
« est toujours refusée. Je ne regrette pas ce
« refus aujourd'hui, il a servi à nous con-
« vaincre encore mieux de la puissance curative
« de ces eaux. »

OBSERVATION XVIII.

Césarine Bonnaud, âgée de neuf ans, résidant
à Vals, d'un tempérament lymphatique nerveux,

d'une constitution faible, est atteinte de névralgie hemi-faciale depuis vingt-cinq jours. L'accès revient quotidiennement à heure à peu près
fixe ; la douleur est alors d'une violence extrême
et dure trois, quatre, cinq heures, quelquefois
toute la nuit jusqu'au matin. L'accès passé,
l'enfant s'amuse, boit et mange jusqu'à l'invasion d'un nouvel accès.

Les parents m'apprennent qu'au milieu de
la violence du mal, leur fille délire parfois.

Le médecin qui a soigné la petite Bonnaud,
a usé de bien des moyens employés en pareil
cas : belladone, jusquiame, opiacés et topiques,
et à l'intérieur, révulsifs, toniques. Deux grammes de sulfate de quinine ont été successivement employés. Le premier gramme divisé en
vingt pilules avait [été donné à petites doses,
à intervalles éloignés ; mais le deuxième, également en vingt pilules, fut administré en vingt-
quatre heures.

Malgré cette dose importante pour un enfant
de neuf ans, l'accès ne fut nullement modifié.

Le 8 mars 1862, je suis arrêté par Madame
Bonnaud, mère, qui me prie de voir sa fille. Je

fais appeler en même temps le médecin de la localité qui a donné des soins, et c'est de lui que je tiens les détails qui précèdent.

Au moment de la visite, la petite Césarine était plongée dans un accès très violent. La tête aux trois quarts cachée sous les couvertures, elle paraissait redouter le moindre mouvement ; de temps à autre, elle poussait un gémissement sourd que lui arrachait la douleur. Le moindre attouchement provoquait un cri d'effroi.

A mon conseil, le 9 mars, la malade prend le tiers d'un flacon de Dominique concentrée, le matin vers les sept heures ; le tiers à midi ; le tiers le soir à sept heures.

Vers midi, Césarine Bonnaud n'avait pris encore que le tiers du flacon de sept heures du matin ; une douleur généralisée se manifeste, la tête, les jambes, les bras sont douloureux et le siége d'un malaise indéfinissable. Cet état dure jusqu'à sept heures du soir. La nuit fut bonne. Sommeil.

Le lendemain, 10, un flacon est pris de la même façon que la veille, point d'accès, pas la moindre douleur.

Le 11, un deuxième flacon est pris. Point d'accès, point de douleur.

Le 22 mars, M. Bonnaud, père, vint me remercier. Sa fille va aussi bien qu'elle soit jamais allée. Elle n'a pris que trois flacons, et depuis le 9 mars au soir, elle n'a rien éprouvé.

J'ai revu bien des fois la petite malade, notamment en septembre 1863. Sa santé est et a été toujours parfaite.

Ce dernier fait suffirait à lui seul pour prouver la propriété anti-périodique de l'eau concentrée.

M. le rapporteur de la Commission nommée pour faire un rapport sur mon travail, ne partage pas ma manière de voir. Voici ses expressions : « L'eau de la Dominique naturelle ou « concentrée n'est pas anti-périodique, mais « elle est *reconstituante à un haut degré*, et, « comme telle, elle détruit la cachexie, l'anémie « paludéenne et ne permet plus aux manifesta-« tions périodiques de se produire. »

M. Moutard-Martin serait pourtant bien embarrassé pour ne pas reconnaître chez la petite Bonnaud, l'action franchement anti-périodique de la Dominique. Qu'a duré le traitement? à peine vingt-quatre heures ont suffi pour guérir. N'est-ce pas là la manière de procéder de la quinine? Niant dans les autres observations l'anti-périodicité de la Dominique, il ne veut voir dans son action qu'une action tonique; mais un tonique qui fait disparaître des fièvres anciennes en huit jours, n'est-il pas un véritable anti-périodique? M. Moutard-Martin ne porte pas seulement ce jugement sur la Dominique, déjà au sein de la Société d'hydrologie, dans une discussion sur les eaux arsénicales et leurs propriétés fébrifuges, discussion qui dura plusieurs séances, deux camps s'étaient formés ; l'un reconnaissant l'action anti-périodique et fébrifuge de l'arsenic; l'autre ne voyant qu'une action tonique dans son action. M. Moutard-Martin appartenait à ce dernier parti.

Pendant cette discussion, des médecins inspecteurs attachés aux stations d'eaux arsénicales furent consultés, et voici ce que j'eus l'honneur d'écrire à la savante Compagnie; c'est le résumé de mes opinions sur la source Dominique.

MONSIEUR LE PRÉSIDENT,

« De ce que j'ai observé dans certains cas dont
« je donne l'observation dans le travail que vo-
« tre Société a reçu, je conclus qu'en ce qui
« concerne la source Dominique de Vals, les
« effets varient selon que l'on emploie l'eau na-
« turelle ou l'eau ayant subi une certaine con-
« centration.

« De l'action de l'eau concentrée on doit
« conclure à celle de l'eau naturelle. Il n'y a
« qu'une différence du petit au grand.

« A Vals, si les accès sont assez espacés,
« quinze, vingt jours, le malade a beaucoup de
« chance de se guérir en buvant l'eau natu-
« turelle. Est-ce parce que d'un accès à l'au-
« tre il a le temps de se fortifier, ou bien cet
« effet tient-il à ce qu'il lui a été donné de
« faire provision d'arsenic pour combattre l'ac-
« cès futur.

« Il faut reconnaître, dans ce cas, à l'arsenic
« une action tonique spéciale, car l'on arrive

« à des résultats que les autres toniques ne
« donnent pas. C'est une tonification anti-pé-
« riodique.

« Voici, en effet, ce qui se passe à Vals.

« J'ai fait concentrer l'eau de la source Do-
« minique par l'ébullition, et alors, trois litres
« sont réduits à deux cents grammes; il se forme
« un bon dépôt et j'obtiens un flacon qui pos-
« sède évidemment la propriété anti-périodique.
« Seul administré dans un jour, bien souvent il
« arrête un accès prévu ou bien il le déplace,
« ou bien il le diminue très sensiblement d'in-
« tensité.

« Ici, ce n'est point à l'action tonique de
« l'eau concentrée qu'est dû le premier résul-
« tat, c'est bien plutôt à l'action anti-périodique
« du liquide, action qui se trouvait trop affaiblie
« dans l'eau naturelle.

« On peut donc se demander, contrairement
« à l'opinion émise par M. Moutard-Martin,
« si l'action fébrifuge des eaux minérales n'est
« pas autant due à la présence de l'arsenic qu'à
« celle des toniques proprement dits.

« Dans ce cas, l'arsenic agirait comme agis-

« sent de petites doses de quinine qui longtemps
« prolongées finissent par guérir certaines fiè-
« vres. L'eau concentrée agirait comme des
« doses plus fortes de quinine.

« L'usage des eaux arsénicales est recons-
« tituant, il est vrai, mais, à mon avis, ce qui
« les rend fébrifuges, anti-périodiques, c'est
« bien l'arsenic, en d'autres termes, pour moi,
« l'arsenic agit comme fébrifuge et anti-pério-
« dique avant que les effets reconstituants de
« l'eau minérale ne se soient fait sentir.

« La reconstitution généralement obser-
« vée après l'usage de ces sortes d'eaux mi-
« nérales serait donc due à deux causes.

« 1° Disparition de la cachexie tenant les
« manifestations sous sa dépendance, effet pri-
« mitif;

« 2° Absorption, assimilation des éléments
« réparateurs et nécessaires à l'économie, fer,
« arsenic. Effet secondaire. »

Le fait que j'avance, le fait principal est facile à vérifier. Le médicament nouveau dont je
parle n'est point de ces agents à action d'autant plus problématique, plus difficile à appré-

cier qu'ils exigent plus de constance et de temps dans leur administration. Celui-ci agit promptement; son action ne se fait point attendre.

Dois-je entrer dans les détails de son emploi? Je n'ai rien de particulier à dire à ce sujet : les observations qui précèdent prouvent, en effet, que le mode d'administration influe peu sur les résultats.

Cependant, il me paraîtrait convenable de débuter par deux flacons par jour, dans le cas de fièvre intermittente en action, d'en ajouter un ou deux les jours suivants et de maintenir cette dose jusqu'à ce que l'accès soit suspendu. Ce point obtenu, diminuer progressivement la dose et continuer l'usage du remède pendant huit ou dix jours encore, en ayant soin d'employer des quantités de plus en plus restreintes.

Au reste, il en est de la Dominique concentrée comme de la quinine. Sur tel malade trente centigrammes ou cinquante centigrammes de quinine agiront autant et mieux qu'un gramme chez tel autre.

L'administration du médicament variera encore selon que l'on aura à traiter une fièvre intermittente, à accès réguliers, ou une de ces fièvres avec profonde intoxication et manifestations anormales. Dans ce dernier cas, il paraît naturel de faire durer le traitement quelque temps de plus, afin que le remède puisse modifier l'économie, et lui communiquer la force de réaction nécessaire pour ne plus rester la proie de cette affection morbide.

En négligeant présentement les diverses applications dont la source Dominique pourra être ultérieurement l'objet : maladies cutanées, syphilis, etc., etc., nous pouvons résumer, en deux mots, les vertus que nous lui reconnaissons désormais.

La source Dominique est une eau reconstituante.

Elle réussit souvent dans les cas où les ferrugineux et les toniques ont échoué.

Elle est fébrifuge et anti-périodique.

Elle a sur la quinine l'avantage d'être radicalement curative de ces fièvres, avec cachexie concomitante qui tendent, sans cesse, à reprendre leurs manifestations périodiques.

N'est-il pas préférable de couper l'intermittence ave la quinine, quand on le peut, et d'empêcher alors seulement le retour des accès par la Dominique? Je pense que ce moyen sera le meilleur.

Cette propriété de détruire cet empoisonnement de l'organisme entier tient, sans doute, à ce que les éléments anti-périodiques de la Dominique sont associés à des éléments reconstituants, fébrifuges, qui communiquent à l'organisme une puissance de réaction qu'il ne pouvait acquérir autrement.

L'eau concentrée de la Dominique nous paraît être un médicament nouveau, appelé à rendre les plus grands services dans une maladie qui fait, chaque année, un grand nombre de victimes, et contre laquelle les préparations de quina sont trop souvent impuissantes.

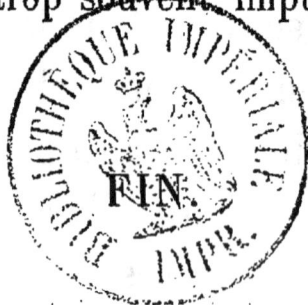

FIN.

TABLE DES MATIÈRES.

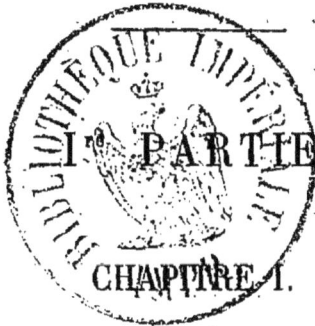

Ire PARTIE.

CHAPITRE I.

CHAPITRE II.

CHAPITRE III.

CHAPITRE IV.

Ier GROUPE.

CHAPITRE V.

CHAPITRE VI.

CHAPITRE VII.

IIᵉ GROUPE.

IIᵉ PARTIE.

IIIᵉ PARTIE.

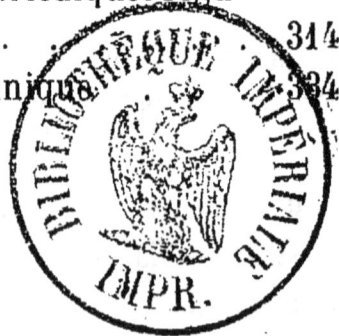

Aubenas. — Impr. Escudier.

www.ingramcontent.com/pod-product-compliance
Lightning Source LLC
Chambersburg PA
CBHW061003220326
41599CB00023B/3815